U0294689

立体眼底病图谱

主编　闵寒毅

审阅　陈有信

编者（以姓氏拼音为序）

程钢炜　中国医学科学院北京协和医院

高　斐　中国医学科学院北京协和医院

李东辉　中国医学科学院北京协和医院

闵寒毅　中国医学科学院北京协和医院

王根生　河北省邢台眼科医院

谢培培　解放军 152 医院

叶亲颖　广东医学院第二附属医院

人民卫生出版社

图书在版编目（CIP）数据

立体眼底病图谱/闵寒毅主编.—北京:人民卫生出版社,
2015

ISBN 978-7-117-21251-9

Ⅰ.①立… Ⅱ.①闵… Ⅲ.①眼底疾病–图谱

Ⅳ.①R773.4-64

中国版本图书馆 CIP 数据核字（2015）第 259237 号

| 人卫社官网 | www.pmph.com | 出版物查询，在线购书 |
| 人卫医学网 | www.ipmph.com | 医学考试辅导，医学数据库服务，医学教育资源，大众健康资讯 |

立体眼底病图谱

主　　编:闵寒毅
出版发行:人民卫生出版社（中继线 010-59780011）
地　　址:北京市朝阳区潘家园南里 19 号
邮　　编:100021
E - mail: pmph @ pmph.com
购书热线:010-59787592　010-59787584　010-65264830
印　　刷:北京盛通印刷股份有限公司
经　　销:新华书店
开　　本:889×1194　1/16　印张:16.5
字　　数:465 千字
版　　次:2016 年 1 月第 1 版　2016 年 1 月第 1 版第 1 次印刷
标准书号:ISBN 978-7-117-21251-9/R·21252
定　　价:236.00 元
打击盗版举报电话:**010-59787491**　**E-mail: WQ @ pmph.com**
（凡属印装质量问题请与本社市场营销中心联系退换）

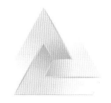

序

初为住院医师时,对老师通过直接检眼镜检查眼底后头头是道地描述病灶层次非常诧异,一头雾水,比如出血位于神经纤维层,渗出在外核层附近,该肿瘤来自脉络膜……前辈真练成了"千里眼",能够"透视",甚至"切开"视网膜一看究竟? 为此,我甚至一度对是否坚持做一个眼科医生产生了怀疑,惴惴不安,至今仍然噤若寒蝉!

几经考量,鼓足勇气排除了我立体视没问题这一自身原因后,我怎么看视网膜也还是一平面! 病灶边界清楚或不清楚,出血是火焰状或是圆点状,颜色发红或发黑,最多是视盘水肿时,调调屈光转盘,和黄斑区比较,能够判断有几个 D 的清晰度差异而已! 哪里来的层次? 那都是书本上,病理切片的描述而已!

直到进入眼底专科的学习,每一个造影的患者均要用眼底相机偏角拍摄眼底立体彩色像,在双+10D(也有用 +5D)透镜的帮助下,胶片下的立体结构一目了然:眼底结构如此清晰,层次如此分明,病灶活灵活现! 就像 3D 电影一样,恨不得去"捏一捏"病灶! 不仅一扫曾经的阴霾,更是坚定了我学习的决心。

随之学会使用的裂隙灯前置镜(+90D,+78D),间接检眼镜(+20D),直至立体眼底照相机和 OCT(EDI),哪一项不是在利用各种手段、绞尽脑汁、千方百计地想透视视网膜,看穿色素上皮,直达巩膜壁?

在各种先进手段透视不断"揭秘"眼底病各种特征的情况下,立体眼底照相仍然不可替代,它不仅能够整体、全面、逐层地窥视眼底疾病,还被各家认为是部分疾病诊断的金标准,如视网膜血管瘤样增生(RAP),青光眼视杯改变等,同时其具有设备要求不高,易于在各级医院推广,便于各级医院交流,远程诊治等特点,为此,本书收集、整理、精选了各种玻璃体视网膜疾病的立体彩色像和造影像 300 余张,帮助你一目了然地认识各种眼底疾病的立体结构,比如各层次的眼底出血,青光眼视盘改变,黄斑病变,眼底肿瘤等,以及视网膜内微血管异常(IRMA),RAP 和息肉状脉络膜血管病变(PCV)等。

所谓"师傅领进门,修行靠个人"。玻璃体视网膜疾病的立体透视这一基本的面貌已经逐渐展现在你的面前,同时勿忘联合其他各种先进手段,去揭开各种眼底病的神秘面纱!

闵寒毅

2015 年 9 月

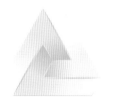

目 录

第一章

立体眼底成像基本原理

一、立体像的观察简史

　　早在 16 世纪，人们就通过滤光镜观察用不同的颜色为左右眼绘制有一定规律差异的图像，产生立体视觉。直到 1838 年，惠斯通（Wheatstone）发明了反射立体镜（reflecting mirror stereoscope）（图 1-1），类似同视机，在设定固定的检查距离观察立体结构，也证明了立体视是由左右眼不同图像融合而成。1849 年布儒斯特（Brewster）发明了折射立体镜（refraction stereoscope）（图 1-2），用 2 个 +5D 透镜置于左右图片前，将两透镜向外偏心以产生棱镜效果，分别送至左右眼。此方法可以在不同聚散度下测量，并且可以改变透镜与图片之间的距离，以适应调节的需要。

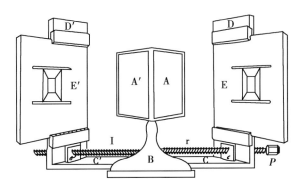

图 1-1　惠斯通发明的反射立体镜

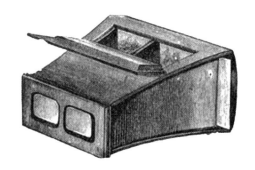

图 1-2　布儒斯特发明的折射立体镜

　　19 世纪末，随着电影的出现，科学家采用两部摄影机模拟人类双眼进行拍摄，然后将制好的影片通过放映机在偏光滤光镜帮助下投射到电影荧幕上，观众通过佩戴偏振光眼镜观察运动的立体图像，这就是早期的 3D 电影。立体眼镜也在 1953 年 5 月 24 日好莱坞立体电影中首次出现，从而将我们带入了立体电影的时代。随后先后出现"立体电视采用双信道偏光分像立体电视技术"，"互补色立体分像电视技术"分别在黑白和彩色电视上实现了 3D 电视。目前最先进的 3D 电视是分式液晶眼镜立体电视机，其能提供逼真的彩色立体图像，当电视场频较高时，图像稳定无闪烁，同目前的彩色电视系统、计算机显示器相兼容，能顺利地向数字电视系统过渡。

　　眼科手术显微镜也是立体视觉的一种形式。最早可以追溯到 1590 年荷兰人 Hans Jansen 等制造的世界上第一台多棱镜组成的复合式显微镜。现代意义上的外科手术显微镜是 Zeiss 公司 20 世纪 50 年代推出的"OPMI-1"。目前的各种眼科手术显微镜集照明、悬挂、多光路、同步、内置倒像、高清摄像于一体,极大地提高了眼科手术质量,拓展了手术范围。

二、立体视觉

Worth(1921)提出双眼视觉分为三级,由低到高分别为同时视、融合功能和立体视觉。同时视是指两眼黄斑中心凹和黄斑外对应的视网膜有共同的视觉方向,双眼具有同时注视并感知的能力。同时视(simultaneous perception)是Ⅰ级即最初级的双眼视功能。融合功能(fusion function)属Ⅱ级双眼视功能,包括感觉性融合及运动性融合。感觉性融合是在双眼具有正常同时知觉的基础上,通过大脑的分析处理将同时来自双眼视网膜对应点上有轻微差异的两个影像融合为一个完整物像的能力。立体视觉(stereopsis)是Ⅲ级视功能,指人的两眼看外物的角度略有不同,导致物体在视网膜上的成像有少许差异,也就是物体在双眼的视网膜上产生生理视差(图1-3),或者是视线的交会角不同(图1-4),经大脑处理,产生双眼的深径知觉,即立体视。尽管单眼凭深径的感知,如透视、阴影、视差移动、遮挡等也能粗略的判断距离,但是不准确,无法进行精细判断和操作。只有双眼立体视确定的深度距离才更加准确。

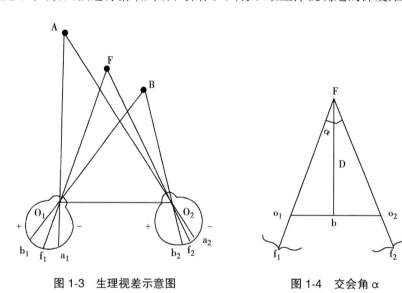

图 1-3 生理视差示意图   图 1-4 交会角 α

生理视差是指同一物体在视网膜上像点的左右距离之差。不同远近的物体在视网膜上的生理视差是不相等的,这种不相等的生理视差传至大脑皮层中心,即产生物体远近的感觉。生理视差是建立立体视觉的基础。

$$\eta a = f_1 a_1 - f_2 a_2 \qquad \eta b = f_1 b_1 - f_2 b_2$$

注视点 F 的生理视差为零,比注视点远的点 $\eta<0$,如 A 点,反之,比注视点近的点 $\eta>0$,如 B 点。

根据几何关系,视线的交会角 α 的大小决定物点的远近,交会角大的物体距离近,交会角小的物体距离远。

$$tg\frac{\alpha}{2} = \frac{ba}{2D} \qquad \alpha = ba/D$$

一般情况下,D 等于 25cm 时眼睛感觉最舒服,该距离为明视距离。α 小于 30′ 时,就逐渐失去了辨别远近的能力,这时的距离一般为 450m,所以 450m 是人眼能够看出立体视的观察半径。

黄斑中心凹负责精细立体视觉(fine stereopsis),能觉察 2″~1200″ 的视差,适于高空间频率的、静态的、有色物像。视网膜周边司粗略立体视觉(coarse stereopsis),仅能觉察 0.1°~10° 的视差,适于低空间频率、动态的、无色的物像。立体视觉可由立体视力来表示,即立体视觉的分辨率,指能觉察到的最小深径差。立体视力以弧秒为单位。

测量立体视的方法有实物测量法和图像测量法。图像测量法是一对立体图片,由左右图片组成,其图像模拟左右各眼所见,测量时立体图片由不同方法送至左右眼。立体图片可分为3种,一是线条立体图(line stereogram),各所见图片中的个别元素如线条边缘和轮廓相配成对,但有横向视差,经两眼融像产生立体视觉。二是随机点立体图(random-dot stereogram),由黑白点阵随机排列而成,单眼仅见杂乱无章的点阵,当两眼融像后方可见视差图案。三是自动立体图(auto stereogram),是一种单像立体图,二维图案不断重复,观察者运用眼的聚散功能,将任何相似但是有视差的目标进行匹配并融像而产生立体视(3D幻视),如果用集合功能,恰好距离相反。

三、人造立体像及其观察

空间景物在感光材料上构像,再用人眼观察构像产生生理视差,重建空间景物的立体视觉,所看到的空间景物称为立体影像,产生的立体视觉称为人造立体视觉(图1-5)。

人造立体视觉需要立体像对和观察镜来完成。立体像对是采用摄影的方法,用同一焦距对同一景物进行拍摄,得到类似于视网膜物体形象性质的相片,这两张相片称为立体像对。像对上的影像有着类似生理视差的一种视差,称为左右视差。当用双眼观察一对立体像对时,相片影像不同,其左右视差反应到双眼就构成了不等的生理视差,便产生了与观察实物一样的立体感觉。

像对的立体观察需要一定的条件:①必须是不同摄影角度对同一物体所拍摄的两张相片;②两张相片的比例尺不得超过16%;③两眼必须分别各看相片上的对应影像,左眼看左像,右眼看右像,不能左右颠倒;④相片的位置必须能使相应视线成对相交,相应点的连线与眼基线平行。

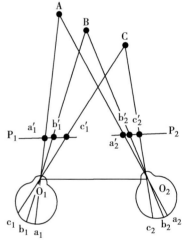

图1-5　人造立体视觉

观察时,将立体镜置于眼前,镜的基线与相片的基线平行,距离适中,左右眼分别同时观察左右两张图片,图1-6示各种常见立体观察镜。观察时,要凝视中央的清晰的目标,适当转动镜片,使影像重合,可以看出立体。立体观察时,如果相片放置方向不一致,会产生不同的立体效果,分为正立体效应,负立体效应和零立体效应。正立体效应是指两张相片同时向内移动,获得与实物相似的立体模型,称为正立体效应。如果将相片对调或者各自旋转180°,将产生与实物相反的立体模型,称为负立体效应。如果像对向同一方向旋转,使相片相应方位线平行且垂直于眼基线,获得一平面图形,称为零立体效应。在立体镜观察时,常感觉立体视觉像的起伏比实际情况增大,称为立体模型垂直夸大。夸大系数 K=d/f,d

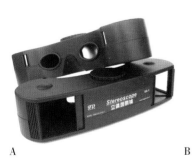
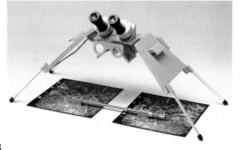
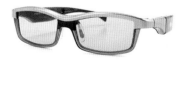

A　　　　　　　　　　B　　　　　　　　　　C

图1-6　常用立体镜

A.立体观屏镜;B.航拍反光立体镜;C.立体眼镜

3

为立体镜焦距,f 为摄影仪焦距。

立体图片也可以不需要任何仪器,将像对并排于左右眼前,两眼运用聚散功能,双眼运动将之融像,称为自由融像(free fusion)。两眼散开,右眼看右侧,左眼看左侧或者两眼集合于图片之前,右眼看左图片,左眼看右图片,此时所见立体图像关系恰好倒转。Anaglyph 是应用红绿色滤光片分别将各为绿红图片送至右左眼,Vectogram 是应用各为垂直的偏振片将各为垂直的偏振图片送至左右各眼,Titmus 立体视觉测量表和 Rondot 立体视觉测量表是偏振片法。

四、立体像的观察镜

立体镜主要有四种类型:互补色、偏振光、时分式和不闪式。

1. 互补色 又称色差式,也就是大家熟知的红蓝、红绿等有色镜片类的 3D 眼镜。它采用分色立体成像技术,将两台不同视角上拍摄的影像分别以两种不同的颜色印制在同一幅画面中,只有通过对应的红蓝等立体眼镜才可以看到立体效果,两只眼睛看到的不同影像在大脑中融合,呈现出 3D 立体效果。

2. 偏振光 在拍摄立体图像时,用两个镜头,一左一右。左边镜头的影像经过一个横偏振片过滤,得到横偏振光,右边镜头的影像经过一个纵偏振片过滤,得到纵偏振光。立体眼镜的左眼和右眼分别装上横偏振片和纵偏振片,横偏振光只能通过横偏振片,纵偏振光只能通过纵偏振片。偏光式 3D 技术现普遍用于商业影院和其他高端应用。

3. 时分式 又称主动快门式 3D 眼镜,它根据人眼对影像频率的刷新时间来实现的,通过提高画面的快速刷新率(至少要达到 120Hz)左眼和右眼各 60Hz 的快速刷新图像才会让人对图像不会产生抖动感,并且保持与 2D 视像相同的帧数,观众的两只眼睛看到快速切换的不同画面,并且在大脑中产生错觉,便观看到立体影像。

4. 不闪式 还是利用偏振光,通过电视分离左右影像后同时送往眼镜,通过眼镜的过滤,把分离左右影像后送到各个眼睛,大脑再把这两个影像合成让人感受 3D 立体感。其亮度高,无闪烁,轻便舒适,性价比高。

五、用眼底照相机拍摄立体像

临床上应用的立体眼底摄影方法按其性质可分为两类:连贯立体摄影法和同时立体摄影法。连贯法在拍摄立体像时,需先后曝光两次。通过模仿人左右眼的两个角度两次曝光拍摄两张眼底像。立体眼底图片是左右并列的两幅图像,只有通过立体镜才能识读。两张眼底图片左右排列顺序不能颠倒,如果顺序颠倒将读出错误信息。

拍摄立体像技巧:瞳孔扩大到 4mm 就可以获得良好的立体像,更大的瞳孔直径(6mm)更好。拍摄时,患者固视点不能动,照相机的高度保持不变,先使左右两个照明亮点边缘清晰。第一张操纵杆向左移动,使照明亮点偏向右处拍摄(代表左眼视图片),第二张操纵杆向右移动,使照明亮点偏向左处拍摄(代表右眼视图片)。立体像对的第一张照片时,应当尽可能远离瞳孔中心,偏摄影者的右侧,也就是患者的左侧。第二张恰恰相反,尽可能远离瞳孔中心偏摄影者左侧,也就是患者鼻侧。尽量远离瞳孔中心,但是不要产生反光。拍摄速度要快,焦距要相等,拍摄的目标如有移动,两张眼底像要重新拍摄,拍摄的两幅图片,如果一明一暗亮度不一致,并不影响观看立体效果。连贯法由于时间上的间隔,容易受到病人、拍摄人员和眼底照相机等诸多方面因素的影响。我国瞿佳等 1998 年研制了一种菲涅耳双棱镜分像装置(fresnel bi-prism separator),可加入到普通眼底照相机光路中进行眼底同时立体摄影,值得借鉴。

同时立体摄影法是同时一次曝光后,拍摄下两张具有视差的照片,在准确性、可重复性、经济效益和病人的舒适度上都比连贯法优越,但同时立体眼底照相机价格昂贵,一般难以承受。目前国内连贯立体视盘摄影依然是使用最普遍的方法。

六、如何使用本书

本书立体像对的拍摄是采用眼底彩色相机用序贯法拍摄。阅片时,要在每只眼睛前面放置一放大镜,一般是 +6~+12D。本书提供一个简易的立体眼镜,放置在立体像对的上面,边框相对应,适当调节观察者的瞳距,病灶的立体结构就跃然纸上(图 1-7A,B)。当然,也可以采用市售的各种立体镜来观察,但价格不菲。同时,笔者为每一种疾病提供了注释,该注释是使用本书简易立体眼镜观察的结果,以供参考。

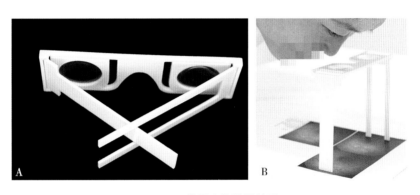

图 1-7 简易立体镜的使用
A. 本书提供的立体镜;B. 使用立体镜观察

第二章

视网膜疾病

视网膜位于眼球球壁最内层,呈透明薄纱状(含神经及血管),它与前部的睫状体无色素上皮,悬韧带和晶状体后囊膜一起包绕玻璃体。

视网膜从内向外分别为内界膜、神经纤维层、神经节细胞层、内丛状层、内核层、外丛状层、外核层,外界膜和视锥/视杆层。视锥、视杆细胞外节被色素上皮顶部的微绒毛包绕,色素上皮中部由紧密连接小体相连,是视网膜内屏障之一。图2-1A、2-1B分别是视网膜病理切面图和各级神经元和视网膜层次分析示意图。

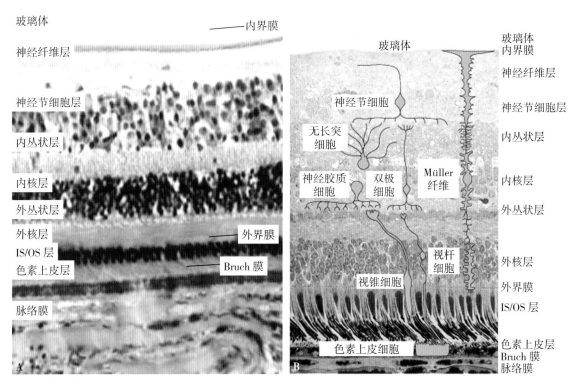

图 2-1 视网膜分层示意图
A. 病理切片分层;B. 视网膜各层示意图

视网膜后极部视盘颞侧 3mm 有一中央无血管区,解剖上称为中心凹,中央有一强反光小凹称为中心小凹,是视觉最敏锐区。黄斑鼻侧有一 1.5mm × 1.75mm 境界清楚的近似圆盘状结构,称为视盘或视乳头,是视网膜神经纤维汇集出眼球处。中央小凹陷区称为视杯。视盘中央有视网膜动静脉进出,分布在视网膜上。

视网膜的血供主要来自视网膜中央动脉的分支眼动脉,通过视盘进入眼球后,按照颞上、鼻上、颞下、鼻下分别供应相应区域视网膜。少部分视网膜可以见到由视盘发出的睫 - 网动脉,主要供应黄斑区。视网膜中央动脉主要供应视网膜内层,也就是外核层以内的视网膜。视网膜毛细血管网分为两层,一层位于神经纤维层及神经节细胞层,其血管网较稀,另一层位于内核层,血管网较致密(图 2-2A)。位于神经纤维层和内核层的毛细血管网呈三面空间的立体分布。毛细血管丛悬挂于微动脉和微静脉之间,形如"吊床"(图 2-2B)。视网膜小动脉和小静脉之间本身无吻合,也无动、静脉短路。

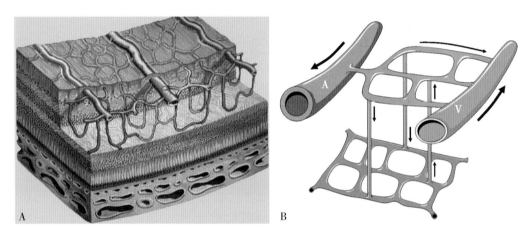

图 2-2 视网膜血管分布示意图
A. 视网膜血管分布示意图;B. 动静脉血管架构,形如吊床

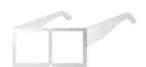

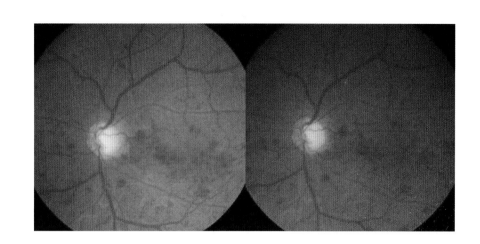

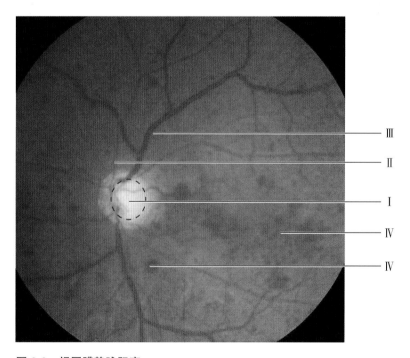

图 2-3 视网膜静脉阻塞

Ⅰ 视杯凹陷加深

Ⅱ 视网膜动脉变细,走行平直

Ⅲ 视网膜静脉粗大,A/V=1/2~2/3

Ⅳ 视网膜层间多处斑片状出血

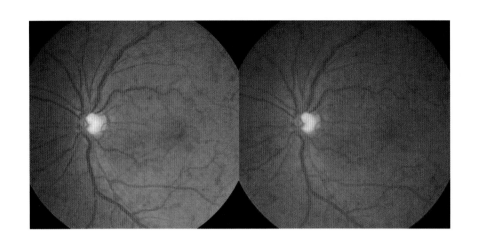

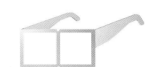

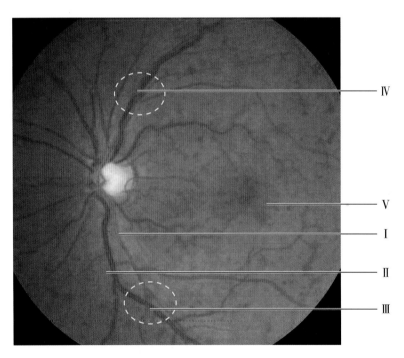

图 2-4 视网膜静脉阻塞

Ⅰ 视网膜动脉变细,走行平直

Ⅱ 视网膜静脉粗大,A/V=1/2

Ⅲ 动脉轻度压迫静脉,称为 Gunn 征

Ⅳ 动脉压迫静脉,静脉变尖,称为 Salus 征

Ⅴ 多处视网膜层间出血斑

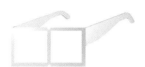

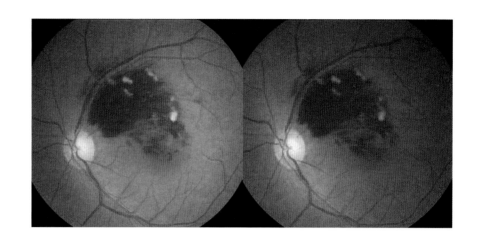

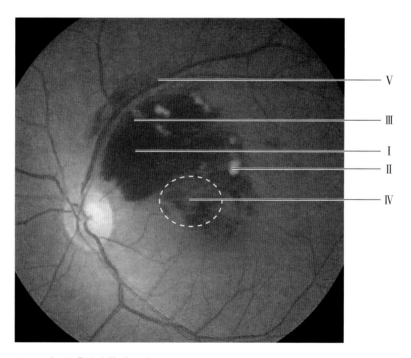

图 2-5 视网膜分支静脉阻塞

Ⅰ 视网膜浅层出血

Ⅱ 视网膜浅层渗出

Ⅲ 视网膜深层渗出

Ⅳ 黄斑水肿

Ⅴ 粗大视网膜静脉

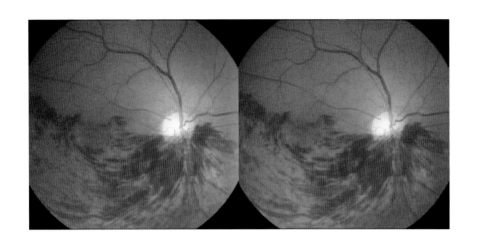

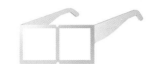

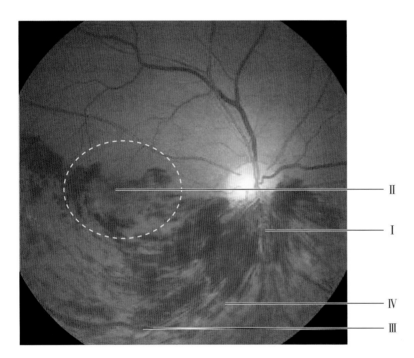

图 2-6　视网膜下半支静脉阻塞

Ⅰ 下半视网膜高度隆起,视网膜火焰状出血

Ⅱ 黄斑轻度水肿

Ⅲ 粗大视网膜静脉

Ⅳ 视网膜火焰状出血,没有Ⅰ区高

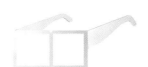

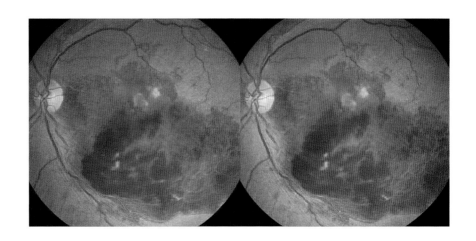

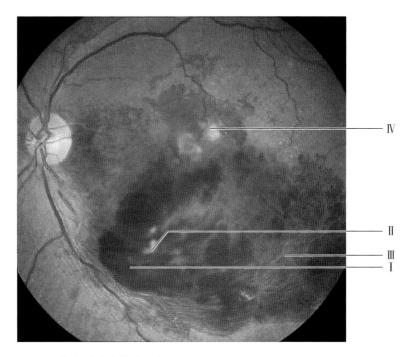

图 2-7 视网膜分支静脉阻塞

Ⅰ 视网膜浅层出血

Ⅱ 视网膜层间渗出

Ⅲ 视网膜颞下支静脉远端白线

Ⅳ 视网膜深层渗出

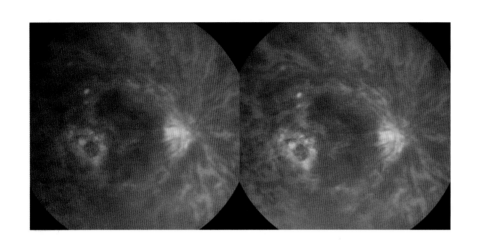

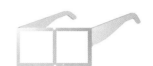

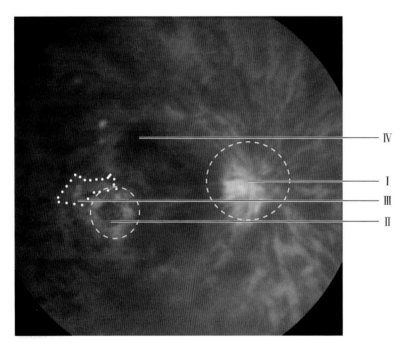

图 2-8 视网膜中央静脉阻塞

Ⅰ 绕视盘周围视网膜出血

Ⅱ 黄斑水肿(最高区)

Ⅲ 黄斑水肿(第二层)

Ⅳ 视网膜深层出血

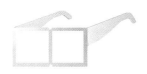

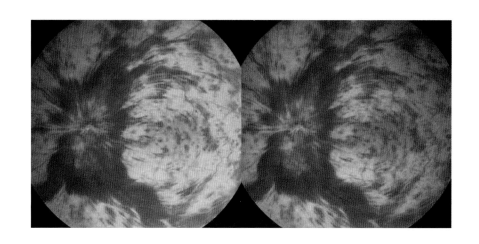

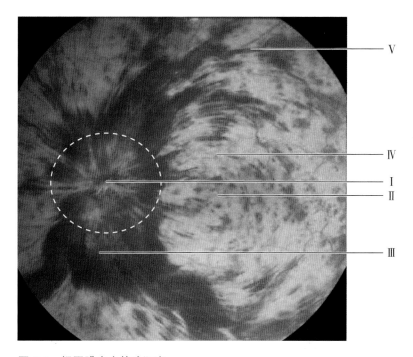

图 2-9 视网膜中央静脉阻塞

Ⅰ 视盘高度水肿,大量出血

Ⅱ 黄斑水肿

Ⅲ 视网膜层间渗出

Ⅳ 银丝状视网膜动脉

Ⅴ 怒张的视网膜静脉和纤细的视网膜动脉相伴而行

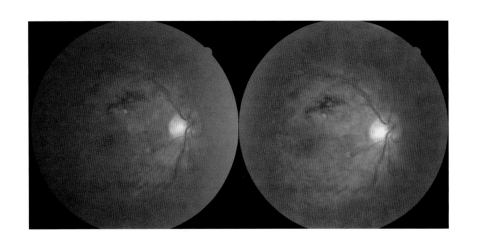

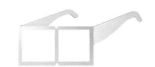

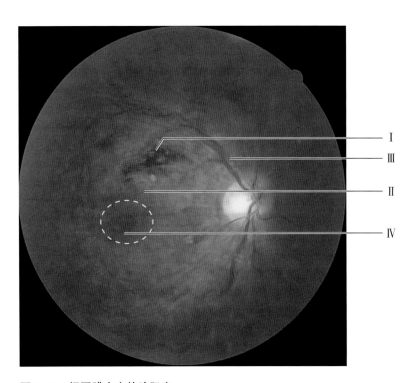

图 2-10　视网膜中央静脉阻塞

Ⅰ 视网膜浅层出血

Ⅱ 视网膜渗出

Ⅲ 视网膜动静脉交叉征

Ⅳ 黄斑水肿

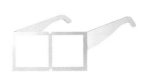

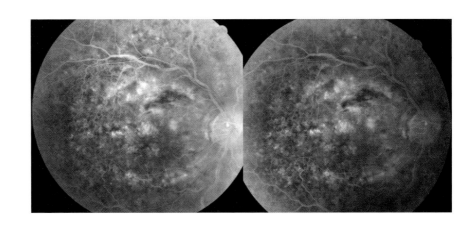

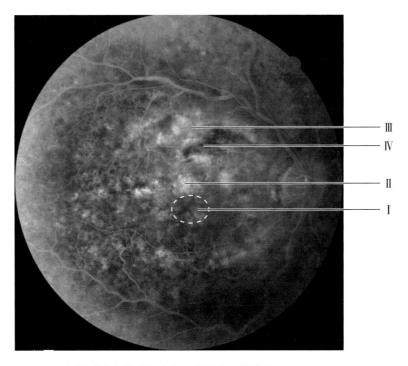

图 2-11 视网膜中央静脉阻塞荧光素眼底血管造影

Ⅰ 黄斑囊样水肿区

Ⅱ 水肿最高点

Ⅲ 被水肿顶起的血管

Ⅳ 出血遮蔽荧光

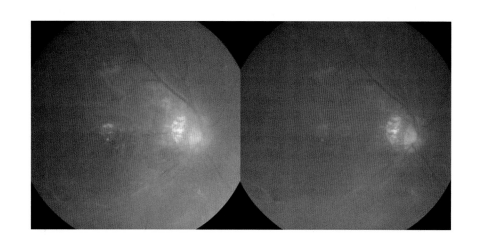

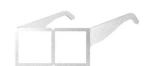

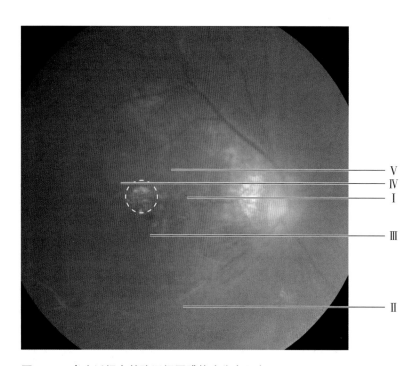

图 2-12　高度近视合并陈旧视网膜静脉分支阻塞

Ⅰ Weiss 环

Ⅱ 视网膜颞下分支静脉白线

Ⅲ Fuch 斑

Ⅳ 视网膜色素上皮萎缩,暴露巩膜,中心凹处为底

Ⅴ 脉络膜粗大血管

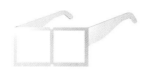

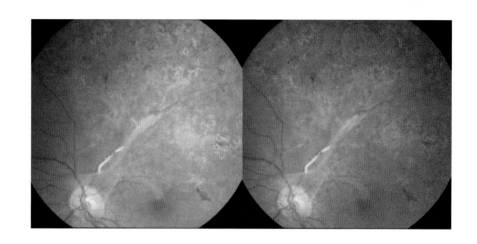

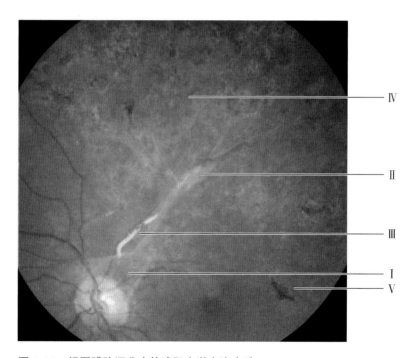

图 2-13 视网膜陈旧分支静脉阻塞激光治疗后

Ⅰ 从视盘向周边延伸的机化膜

Ⅱ 伸向玻璃体腔的视网膜血管袢

Ⅲ 视网膜静脉白线

Ⅳ 视网膜萎缩区

Ⅴ 视网膜色素增生

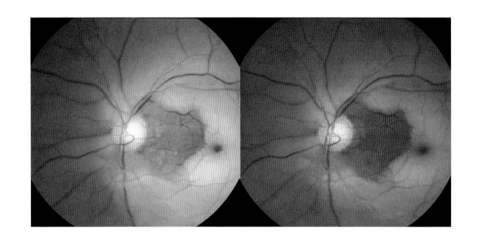

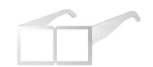

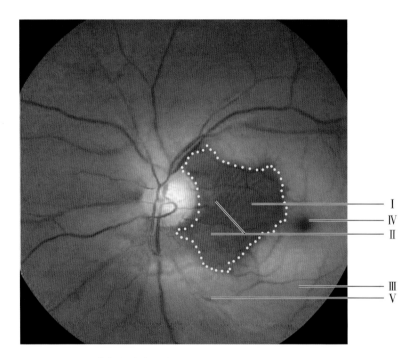

图2-14　视网膜中央动脉阻塞

Ⅰ 残留舌状视网膜未坏死区

Ⅱ 可疑两条睫网动脉

Ⅲ 灰白色视网膜坏死区

Ⅳ 黄斑

Ⅴ 视网膜动脉血供不连续

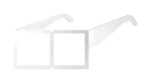

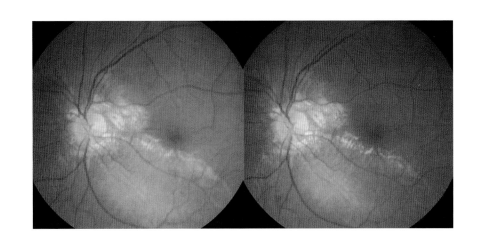

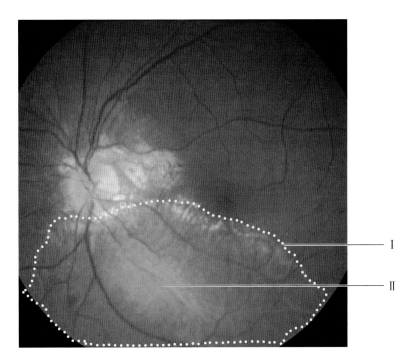

图 2-15 脉络膜分支动脉阻塞
Ⅰ 脉络膜动脉阻塞区脉络膜萎缩
Ⅱ 视网膜轻度凹陷

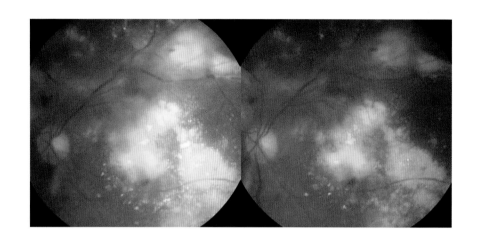

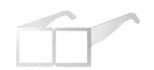

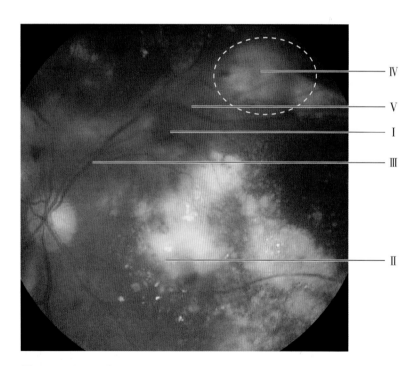

图 2-16 Coats 病

Ⅰ 视网膜浅层出血

Ⅱ 胆固醇结晶

Ⅲ 悬浮的血管

Ⅳ 视网膜层间渗出

Ⅴ 粗大血管

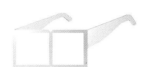

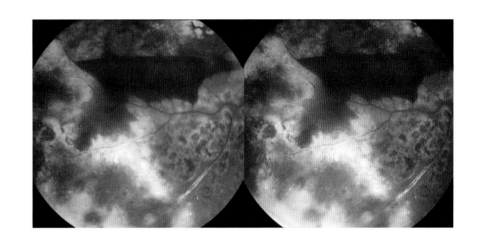

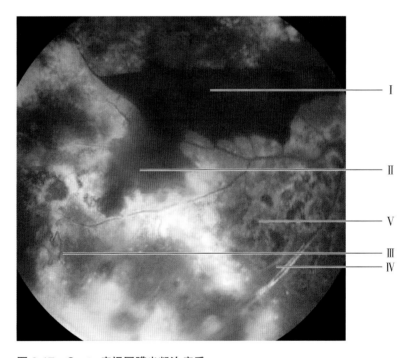

图 2-17 Coats 病视网膜光凝治疗后

Ⅰ 视网膜前出血

Ⅱ 视网膜浅层出血

Ⅲ 异常扩张血管及黄白色渗出

Ⅳ 悬空血管及白鞘

Ⅴ 激光斑及视网膜萎缩区

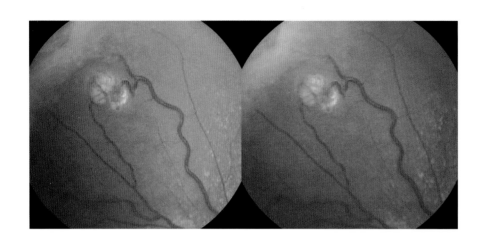

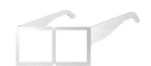

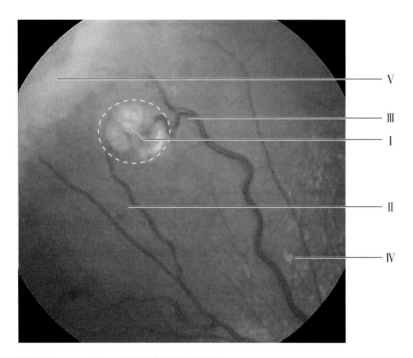

图 2-18　von-Hippel 视网膜毛细血管瘤

Ⅰ 瘤体

Ⅱ 滋养动脉

Ⅲ 回流静脉

Ⅳ 深层渗出

Ⅴ 玻璃体陈旧出血

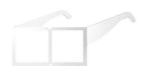

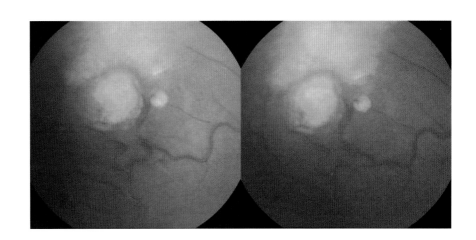

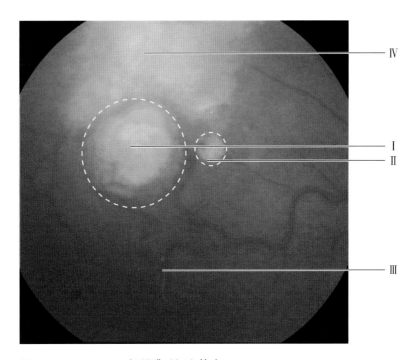

图 2-19　von-Hippel 视网膜毛细血管瘤

Ⅰ+Ⅱ 瘤体 2 个

Ⅲ 回流静脉

Ⅳ 周边玻璃体混浊

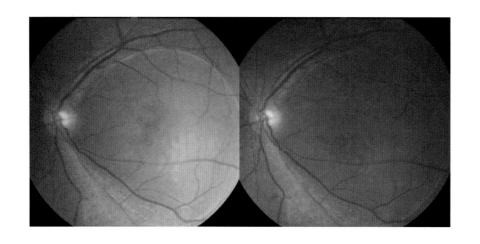

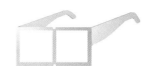

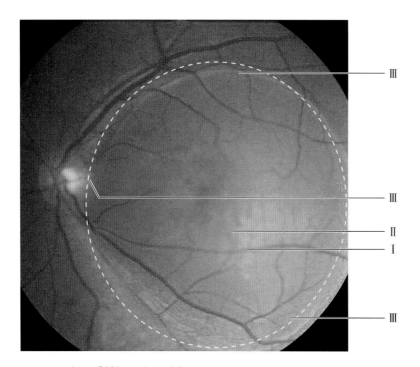

图 2-20　视网膜神经上皮层脱离

Ⅰ 隆起最高点

Ⅱ 视网膜层间渗出

Ⅲ 脱离边界

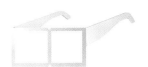

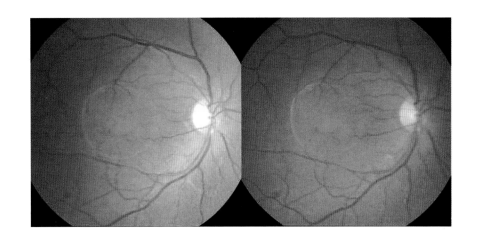

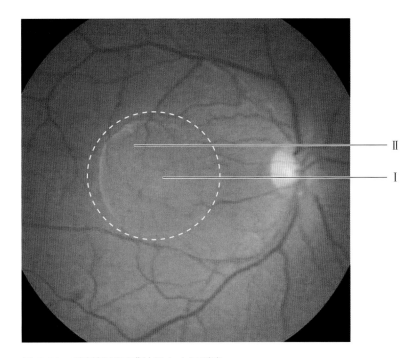

图 2-21　后极部视网膜神经上皮层脱离

Ⅰ 后极部视网膜神经上皮层脱离,高度隆起

Ⅱ 隆起视网膜边界处视网膜层间黄白色脂质沉积

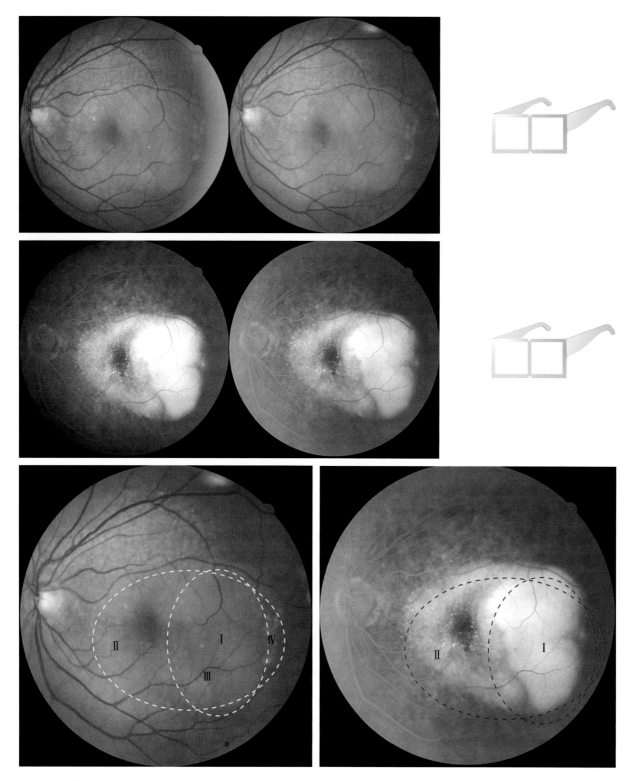

图 2-22 神经上皮脱离联合色素上皮脱离

Ⅰ 色素上皮脱离区

Ⅱ 神经上皮脱离区

Ⅲ+Ⅳ 视网膜层间渗出

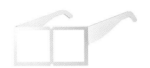

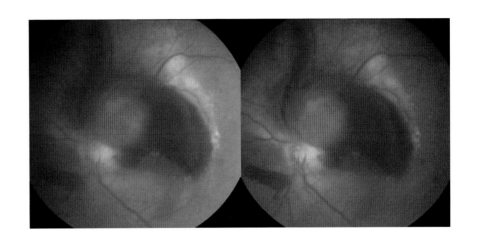

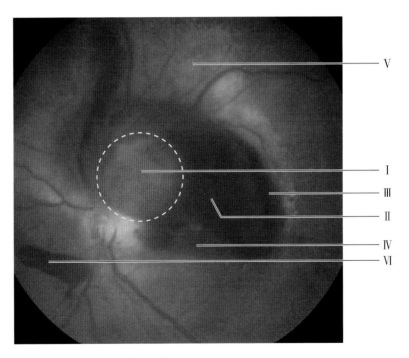

图 2-23 视盘旁视网膜大动脉瘤

Ⅰ 视盘旁大动脉瘤

Ⅱ 视网膜浅层出血

Ⅲ 视网膜深层出血

Ⅳ 色素上皮下出血

Ⅴ 视网膜层间硬性渗出

Ⅵ 玻璃体积血

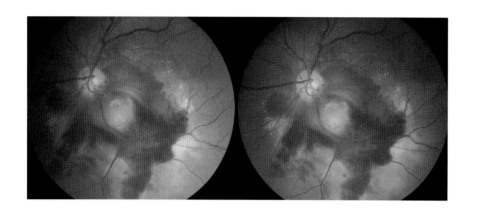

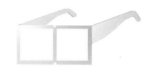

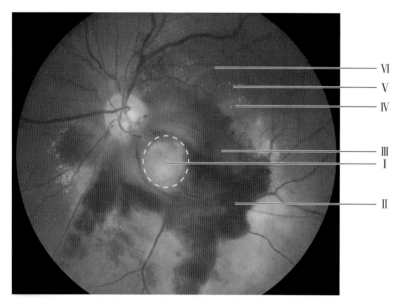

图 2-24 视网膜大动脉瘤

Ⅰ 可疑动脉瘤范围

Ⅱ 视网膜深层出血

Ⅲ 视网膜下出血,可见其上微动脉

Ⅳ 视网膜浅层渗出

Ⅴ 视网膜深层渗出

Ⅵ 色素上皮脱离

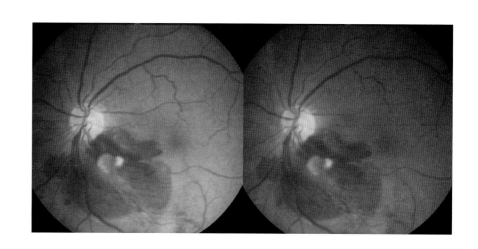

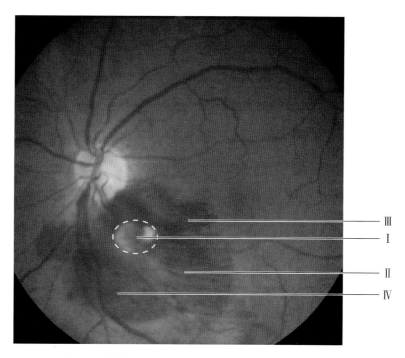

图 2-25　视盘旁视网膜大动脉瘤

Ⅰ 视盘旁大动脉瘤

Ⅱ 视网膜浅层出血

Ⅲ 视网膜深层出血

Ⅳ 色素上皮下出血

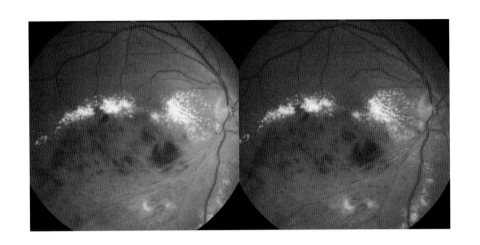

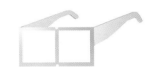

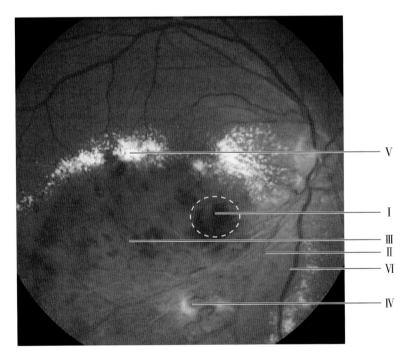

图 2-26　视网膜大动脉瘤

Ⅰ　视网膜动脉大动脉瘤可疑瘤区

Ⅱ　视网膜动脉变细，远端白线

Ⅲ　视网膜浅层出血

Ⅳ　可疑新生血管

Ⅴ　视网膜层间硬渗

Ⅵ　视网膜静脉扩张

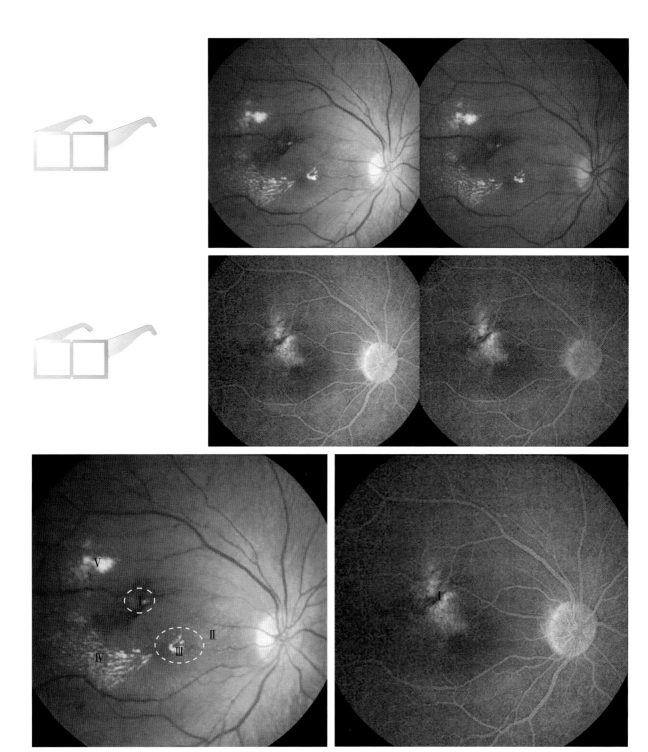

图 2-27 视网膜大动脉瘤

Ⅰ 视网膜动脉大动脉瘤可疑瘤区

Ⅱ 视网膜动脉变细,远端增粗

Ⅲ 黄斑水肿

Ⅳ 视网膜层间渗出

Ⅴ 视网膜深层渗出

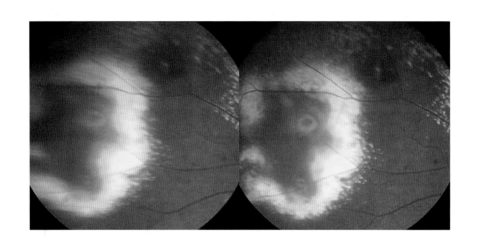

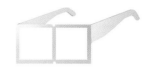

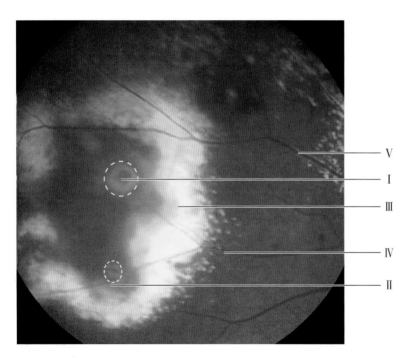

图 2-28　多发视网膜大动脉瘤

Ⅰ 视网膜大动脉瘤浅层

Ⅱ 视网膜大动脉瘤深层

Ⅲ 视网膜层间环形渗出

Ⅳ 视网膜动脉

Ⅴ 视网膜静脉

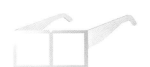

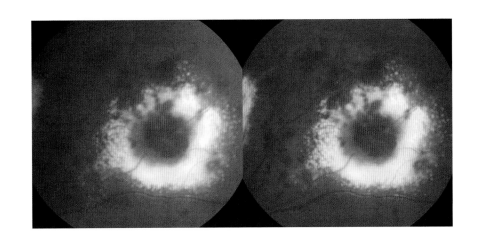

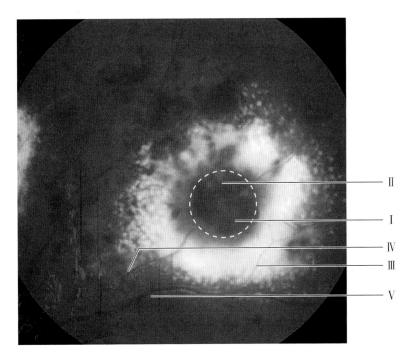

图 2-29　视网膜大动脉瘤

Ⅰ 视网膜浅层出血

Ⅱ 可疑视网膜大动脉瘤区域

Ⅲ 视网膜层间环形渗出

Ⅳ 视网膜动脉

Ⅴ 视网膜静脉扩张，可见血管白鞘

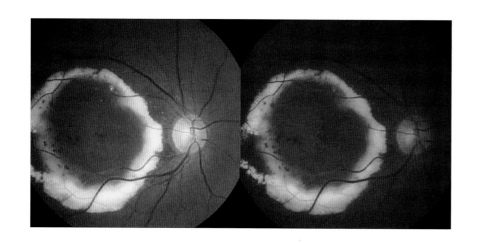

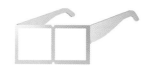

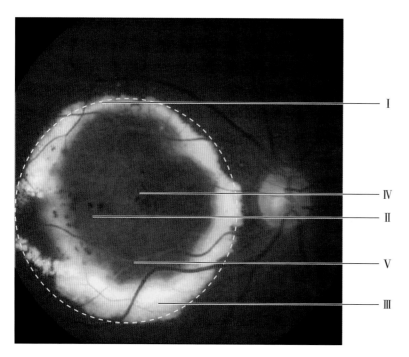

图 2-30 后极部视网膜下环形渗出

Ⅰ 后极部视网膜神经上皮层脱离，高度隆起

Ⅱ 隆起视网膜表层出血

Ⅲ 视网膜下硬性渗出

Ⅳ 深层视网膜血管硬化，可见血管吊篮状结构

Ⅴ 表层视网膜动脉硬化，可见血管白鞘

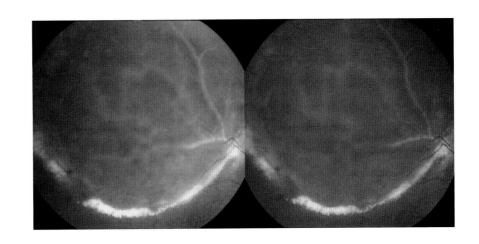

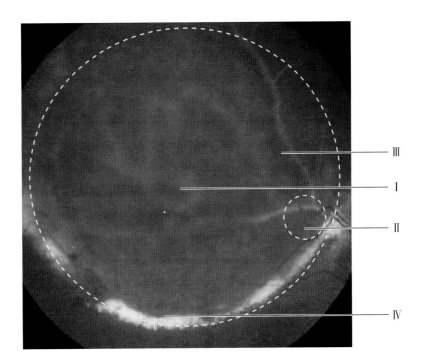

图 2-31 视网膜大动脉瘤

Ⅰ 视网膜呈穹窿形隆起

Ⅱ 视网膜动脉异常区,可疑动脉瘤

Ⅲ 脱离区视网膜静脉白线

Ⅳ 视网膜深层渗出

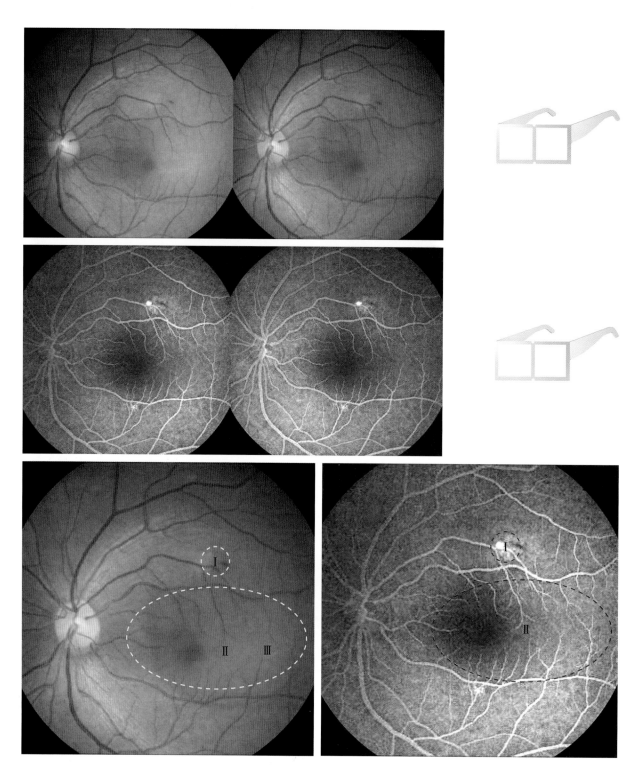

图 2-32　视网膜大动脉瘤

Ⅰ 视网膜大动脉瘤激光治疗后低凹处

Ⅱ 黄斑区神经上皮脱离

Ⅲ 视网膜隆起最高点

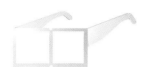

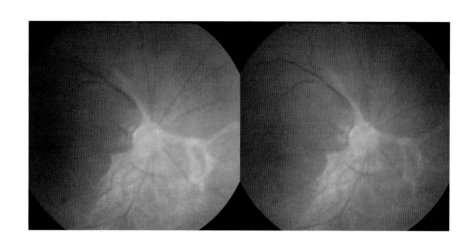

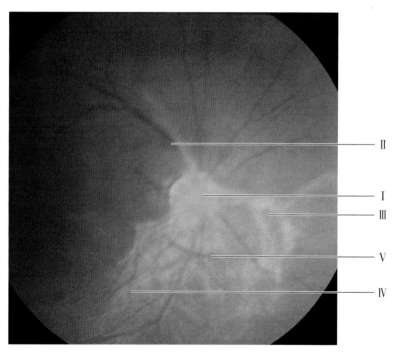

图 2-33 视网膜前机化膜

Ⅰ 从视盘前发出的机化膜

Ⅱ 颞上机化膜

Ⅲ 鼻下机化膜

Ⅳ 颞下机化膜,牵拉性视网膜脱离

Ⅴ 玻璃体弧形新鲜出血

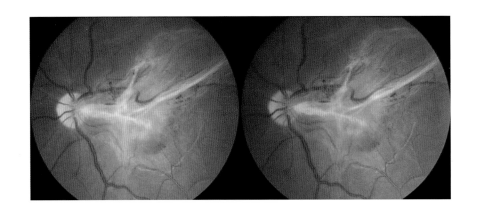

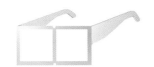

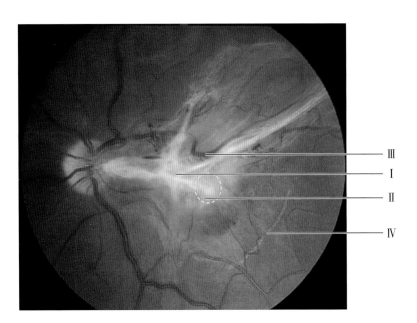

图 2-34　后极部视网膜前机化膜

Ⅰ 后极部从视盘发出的白色机化膜

Ⅱ 牵拉黄斑移位

Ⅲ 隆起的视网膜颞上分支静脉,锐角走行,视网膜被牵拉脱离

Ⅳ 视网膜下膜

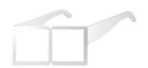

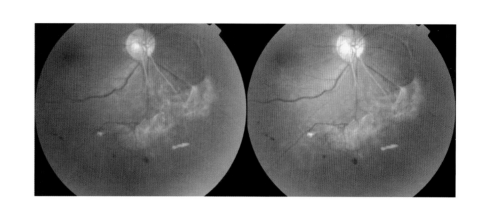

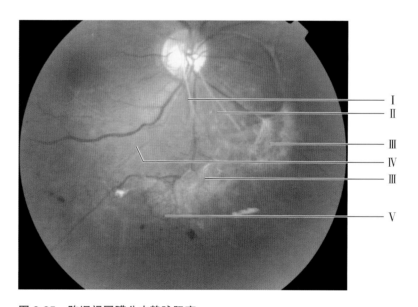

图 2-35　陈旧视网膜分支静脉阻塞

Ⅰ 陈旧新生血管鬼影化，延伸至蹼形机化膜

Ⅱ 原视网膜动脉呈白线，延伸至周边

Ⅲ 蹼形机化膜，其下视网膜变薄，可疑局部视网膜脱离

Ⅳ 银丝状视网膜动脉

Ⅴ 周边部不活动新生血管

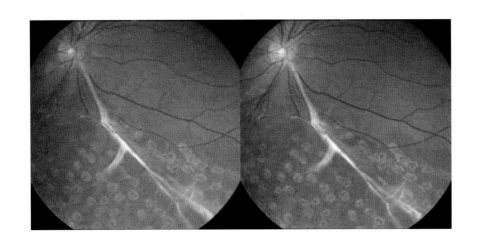

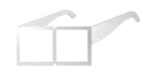

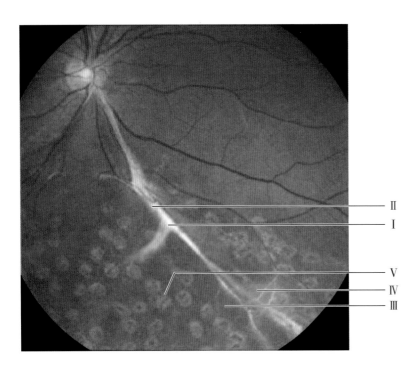

图 2-36　陈旧视网膜分支静脉阻塞

Ⅰ 从视盘延伸至周边部的机化膜,从此处分为两支,似"入"字

Ⅱ 颞下分支静脉被机化膜扭曲

Ⅲ 颞下分支静脉远端呈白线

Ⅳ 机化膜的延续

Ⅴ 激光斑

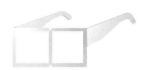

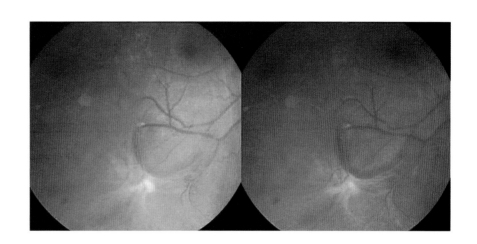

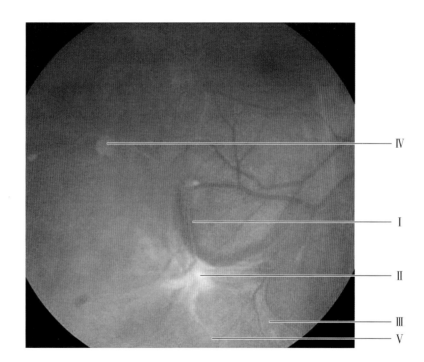

图 2-37　牵拉性视网膜脱离

Ⅰ　视网膜新生血管伸入玻璃体腔

Ⅱ　玻璃体机化膜

Ⅲ　周边视网膜脱离

Ⅳ　视网膜静脉白线

Ⅴ　表层视网膜动脉硬化,白鞘

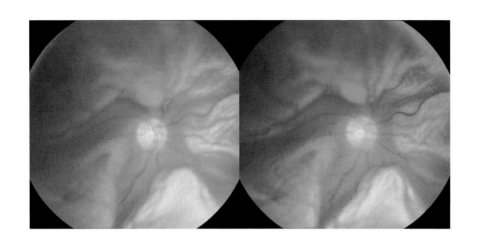

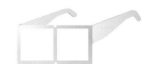

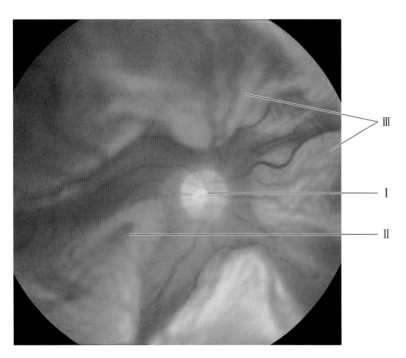

图 2-38　漏斗状视网膜脱离

Ⅰ 视盘

Ⅱ 黄斑脱离

Ⅲ 脱离视网膜

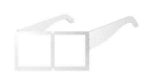

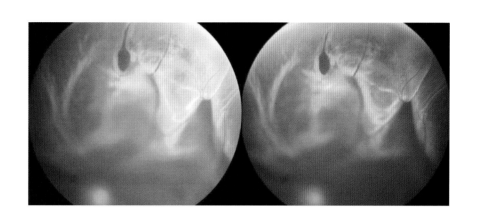

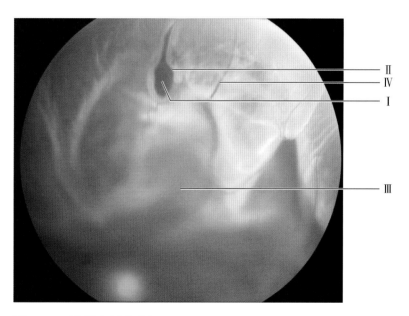

图 2-39 孔源性视网膜脱离

Ⅰ 马蹄形裂孔

Ⅱ 前瓣，瓣缘卷边

Ⅲ 广泛视网膜脱离，视网膜脱离最低处

Ⅳ 视网膜脱离高点

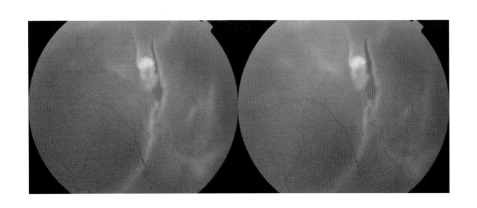

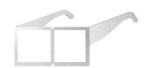

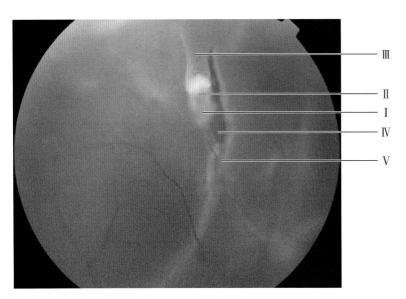

图 2-40　孔源性视网膜脱离

Ⅰ 马蹄形裂孔,瓣游离端

Ⅱ 玻璃体牢固牵拉附着处

Ⅲ 瓣基底部

Ⅳ 圆形裂孔

Ⅴ 视网膜浅脱离区

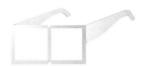

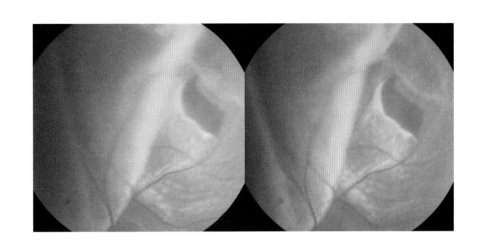

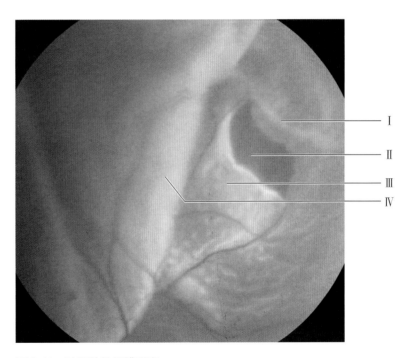

图 2-41 孔源性视网膜脱离

Ⅰ 裂孔前瓣

Ⅱ 裂孔,可见其下脉络膜暴露

Ⅲ 裂孔后瓣

Ⅳ 视网膜脱离皱褶

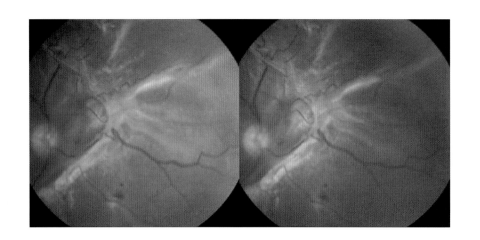

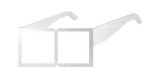

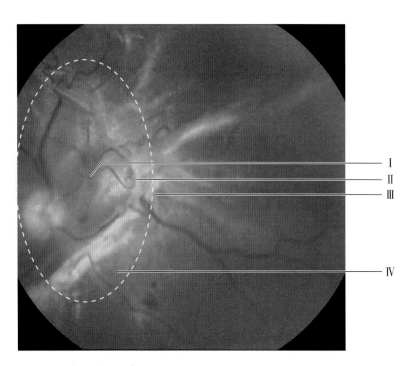

图 2-42　牵拉性视网膜脱离

Ⅰ 玻璃体出血
Ⅱ 玻璃体增殖机化膜
Ⅲ 视网膜下增生条索
Ⅳ 增生膜大致范围

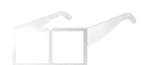

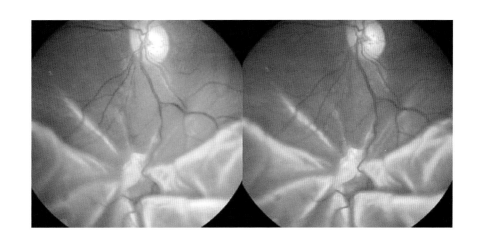

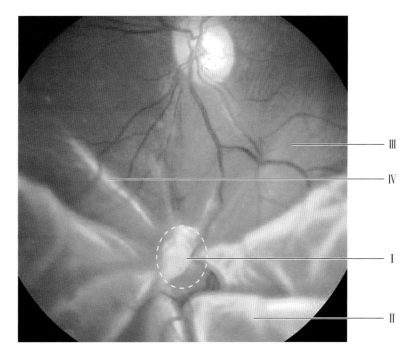

图 2-43 星状皱褶合并视网膜脱离

Ⅰ 星状皱褶视网膜粘连区,低点

Ⅱ 视网膜脱离

Ⅲ 牵拉视网膜移位

Ⅳ 视网膜下膜

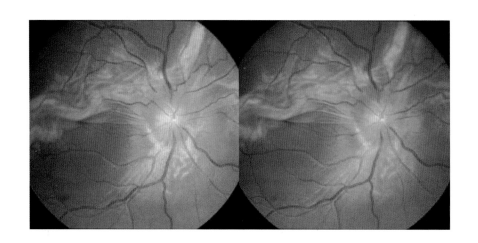

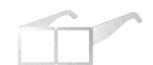

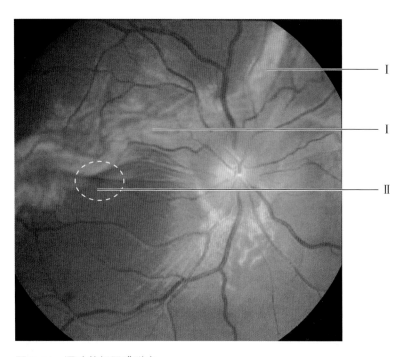

图 2-44 漏斗状视网膜脱离

Ⅰ 广泛视网膜下膜

Ⅱ 黄斑区视网膜脱离、移位

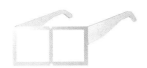

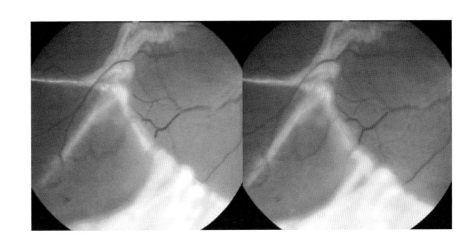

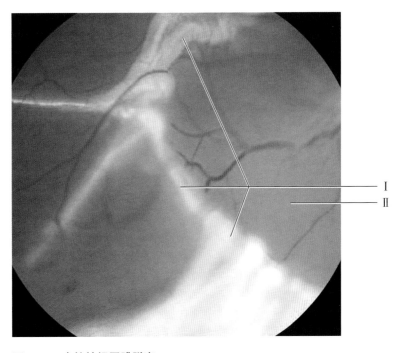

图 2-45 牵拉性视网膜脱离

Ⅰ 晾衣杆状视网膜下膜

Ⅱ 视网膜脱离

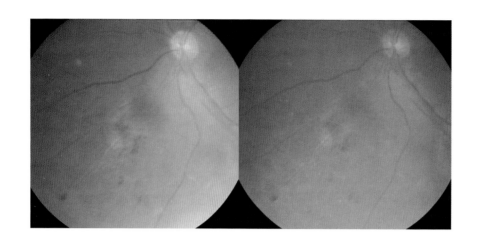

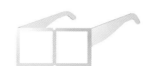

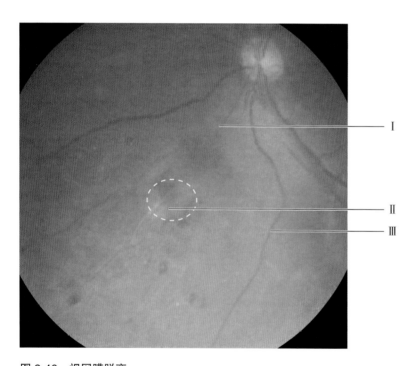

图 2-46 视网膜脱离

Ⅰ 鼻下方分支动脉血流中断,远端呈白线

Ⅱ 视网膜下渗出、出血

Ⅲ 渗出性视网膜脱离

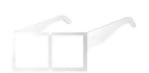

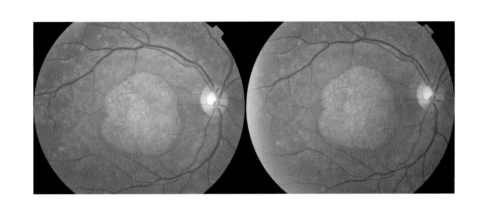

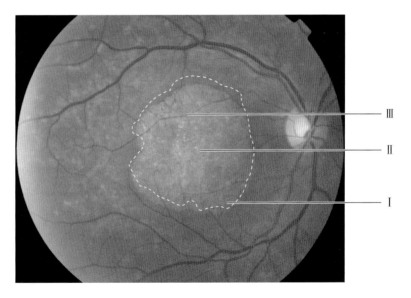

图 2-47　Stargart 病

Ⅰ 病灶边界,不规则,可有色素增生
Ⅱ 病灶内视网膜,脉络膜萎缩,呈盆地状
Ⅲ 视网膜血管跨越其上,血管变细

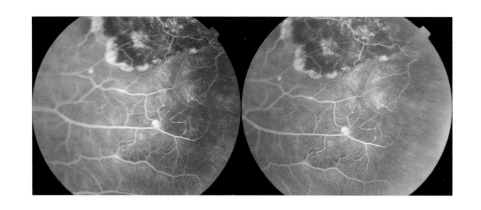

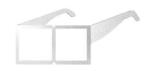

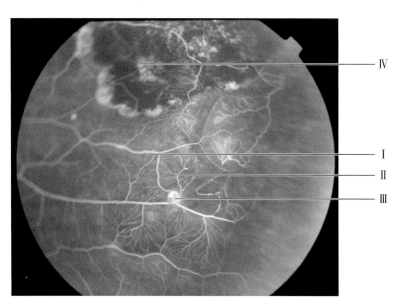

图 2-48 Coats 病视网膜光凝治疗后

Ⅰ 视网膜表层粗大血管

Ⅱ 视网膜深层血管扩张

Ⅲ 血管末梢膨大,荧光渗漏,接近病灶底部

Ⅳ 激光区,视网膜萎缩灶

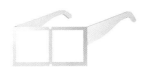

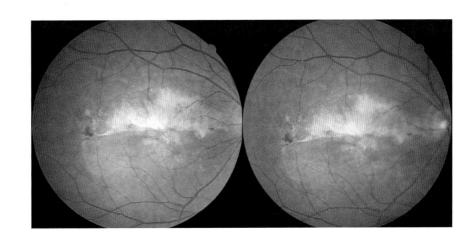

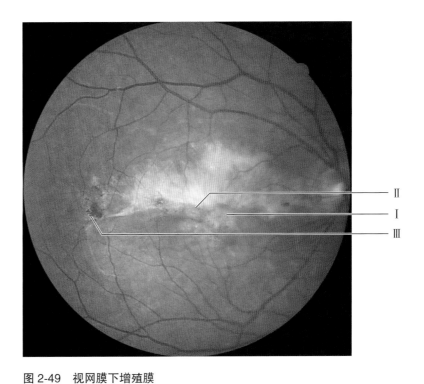

图 2-49　视网膜下增殖膜

Ⅰ 黄斑区视网膜浅脱离

Ⅱ 视网膜下机化膜

Ⅲ 色素增生

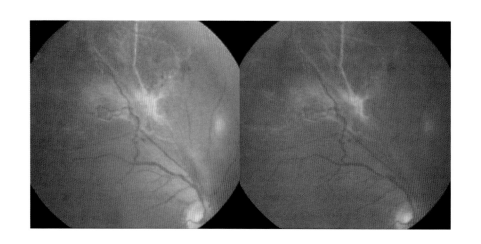

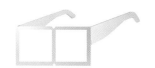

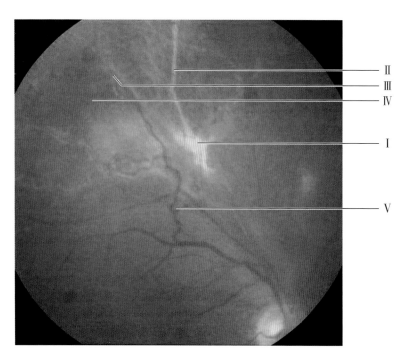

图 2-50　视网膜下机化膜

Ⅰ 视盘上方视网膜下机化条索

Ⅱ 视网膜静脉可见血管白线

Ⅲ 视网膜动脉可见血管白线

Ⅳ 静脉血管旁新生血管

Ⅴ 分支静脉血管扭曲,呈祥状

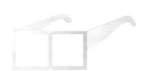

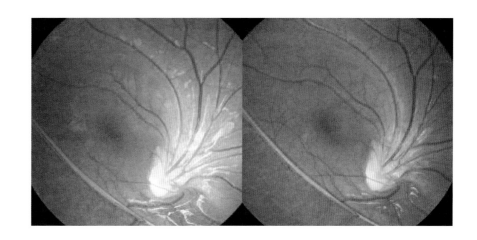

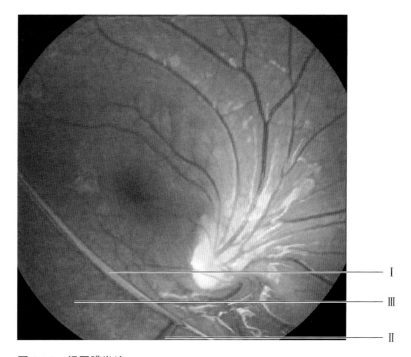

图 2-51 视网膜卷边

Ⅰ 颞下方视网膜卷边,朝向玻璃体腔

Ⅱ 悬空视网膜静脉血管及其影子

Ⅲ 裸露的脉络膜

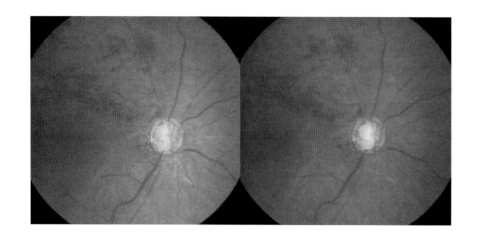

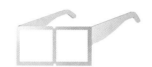

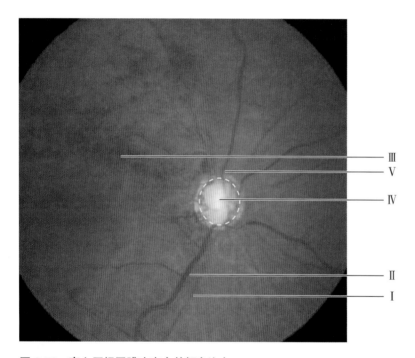

图 2-52　高血压视网膜病变合并杯盘比大

Ⅰ 动脉细,走行平直

Ⅱ 静脉粗大,动静脉比 1∶3~1∶2

Ⅲ 视网膜深层出血

Ⅳ C/D 约 0.9

Ⅴ 视盘周围血管扭曲扩张,屈膝状爬出

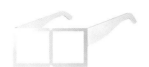

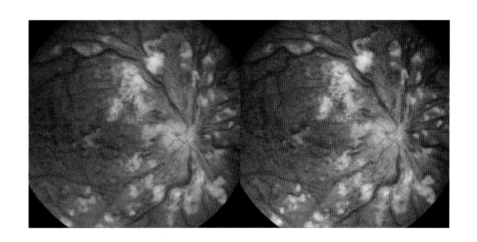

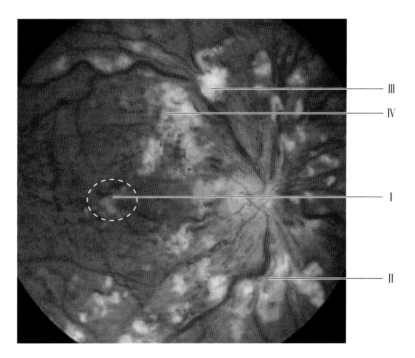

图 2-53 急性高血压性视网膜病变

Ⅰ 黄斑区浅层出血及棉绒斑

Ⅱ 静脉粗大,迂曲,动静脉比 1:3

Ⅲ 视网膜表层棉绒斑

Ⅳ 视网膜深层棉绒斑

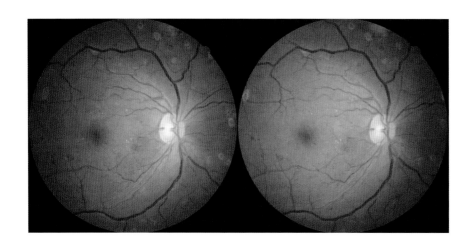

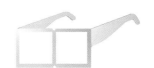

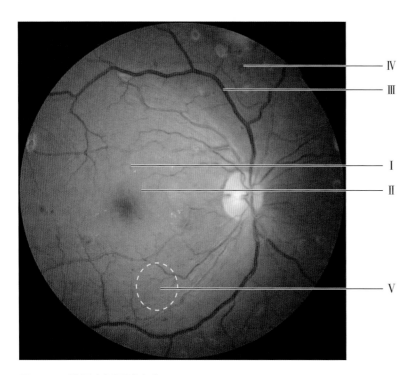

图 2-54　糖尿病视网膜病变

Ⅰ 深层微血管瘤

Ⅱ 浅层渗出

Ⅲ 视网膜静脉扩张

Ⅳ 激光斑色素增生

Ⅴ 视网膜内微血管异常（IRMA）

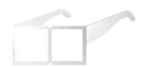

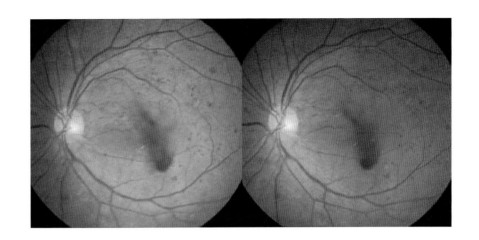

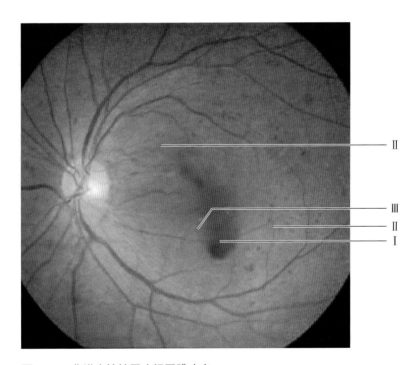

图 2-55　非增生性糖尿病视网膜病变

Ⅰ 玻璃体积血

Ⅱ 视网膜内微血管瘤

Ⅲ 硬性渗出

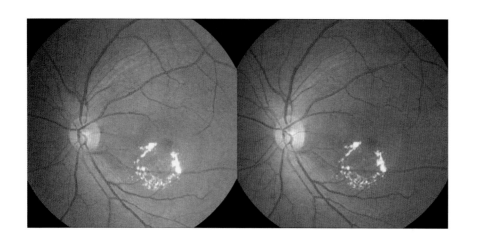

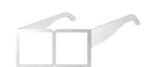

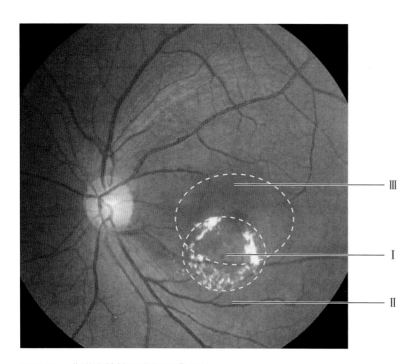

图 2-56　非增生性糖尿病视网膜病变
Ⅰ　微血管瘤
Ⅱ　环行渗出
Ⅲ　黄斑水肿

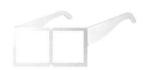

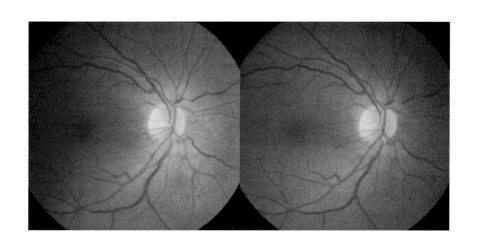

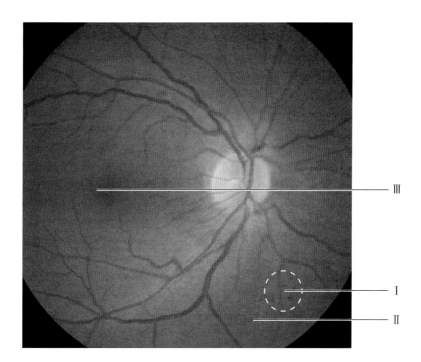

图 2-57　糖尿病视网膜病变

Ⅰ 视网膜微血管瘤

Ⅱ 视网膜层间渗出

Ⅲ 多个玻璃膜疣

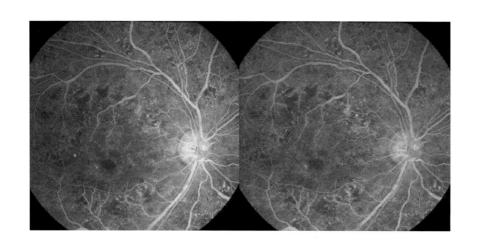

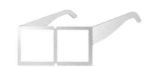

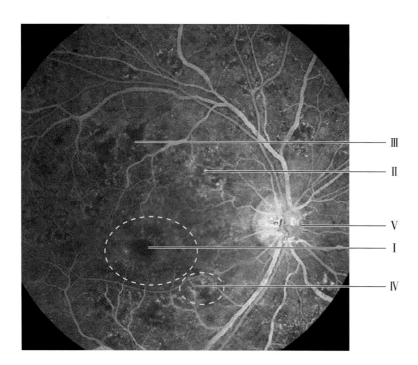

图 2-58 非增生性糖尿病视网膜病变

Ⅰ 黄斑水肿

Ⅱ 微血管瘤

Ⅲ 无灌注区（NPA）

Ⅳ 视网膜内微血管异常（IRMA）

Ⅴ 视盘新生血管（NVD）

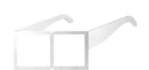

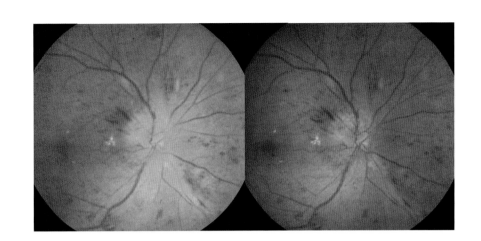

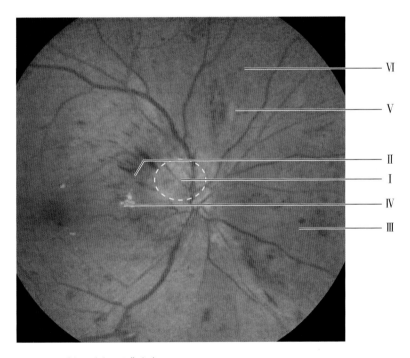

图 2-59 糖尿病视网膜病变

Ⅰ 视乳头局部水肿隆起

Ⅱ 视网膜浅层火焰状出血

Ⅲ 视网膜深层斑片状出血

Ⅳ 硬性渗出

Ⅴ 棉绒斑

Ⅵ 微血管瘤

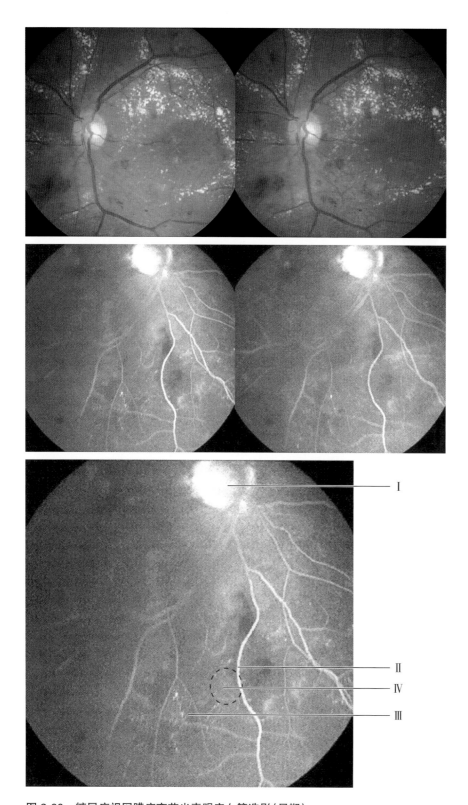

图 2-60　糖尿病视网膜病变荧光素眼底血管造影（早期）

Ⅰ 视盘

Ⅱ 视网膜水肿，静脉隆起

Ⅲ 视网膜微血管瘤

Ⅳ 视网膜内微血管异常（IRMA）

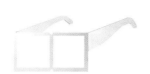

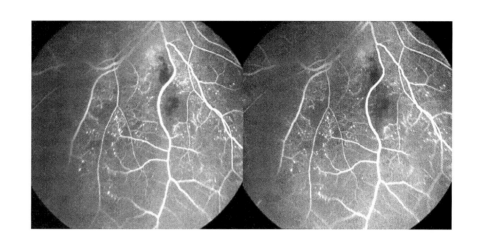

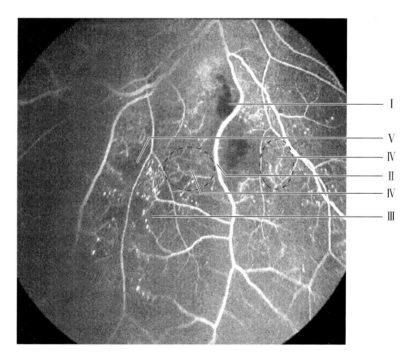

图 2-61 糖尿病视网膜病变荧光素眼底血管造影（中期）

Ⅰ 视盘下方出血遮挡荧光

Ⅱ 视网膜水肿，静脉血管隆起

Ⅲ 视网膜微血管瘤

Ⅳ 视网膜内微血管异常（IRMA）

Ⅴ 无灌注区

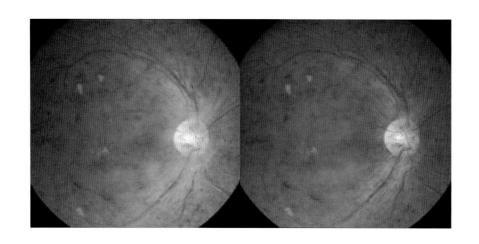

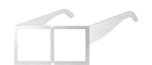

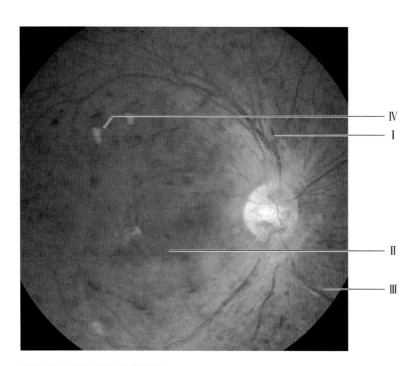

图 2-62 糖尿病视网膜病变

Ⅰ 视盘上方视网膜浅层线状出血

Ⅱ 视网膜深层点状出血

Ⅲ 视网膜微血管瘤

Ⅳ 软性渗出

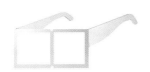

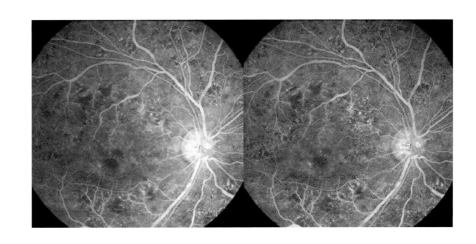

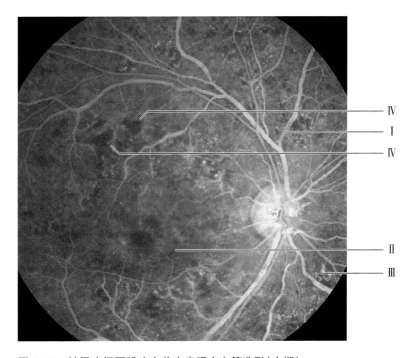

图 2-63 糖尿病视网膜病变荧光素眼底血管造影（中期）

Ⅰ 视盘上方视网膜浅层线状出血,遮挡荧光

Ⅱ 视网膜深层出血,遮挡荧光

Ⅲ 视网膜微血管瘤

Ⅳ 软性渗出,即无灌注区

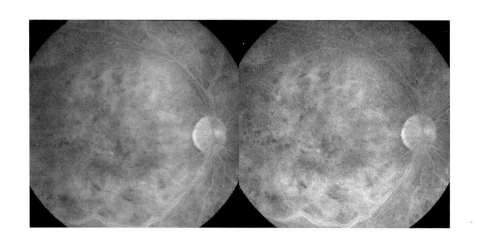

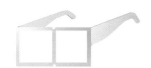

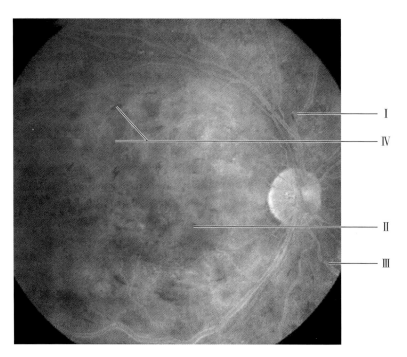

图 2-64 糖尿病视网膜病变荧光素眼底血管造影（晚期）

Ⅰ 视盘上视网膜浅层线状出血，遮挡荧光

Ⅱ 视网膜深层出血，遮挡荧光

Ⅲ 视网膜微血管瘤

Ⅳ 软性渗出，即无灌注区

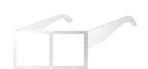

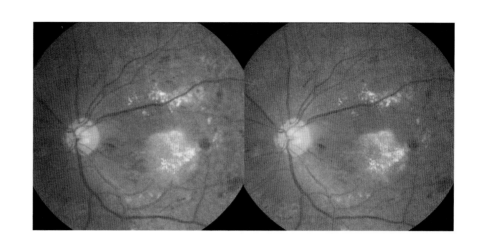

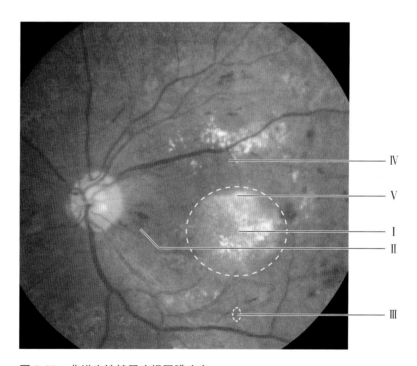

图 2-65 非增生性糖尿病视网膜病变

Ⅰ 黄斑水肿,大量硬性渗出

Ⅱ 视网膜浅层火焰状出血

Ⅲ 视网膜微血管瘤

Ⅳ 视网膜动脉节段状白鞘

Ⅴ 视网膜深层渗出

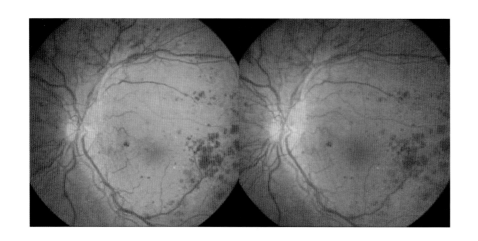

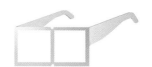

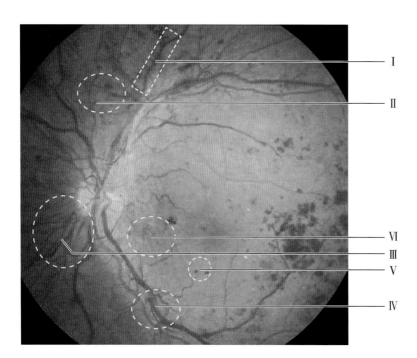

图 2-66　增生性糖尿病视网膜病变

Ⅰ 静脉串珠样改变

Ⅱ 视网膜内微血管异常

Ⅲ 视盘新生血管（NVD）

Ⅳ 视盘外新生血管（NVE）

Ⅴ 微血管瘤

Ⅵ 视网膜前膜，呈皱褶样

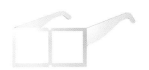

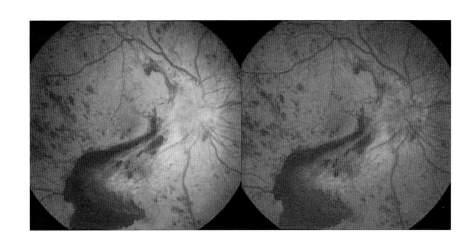

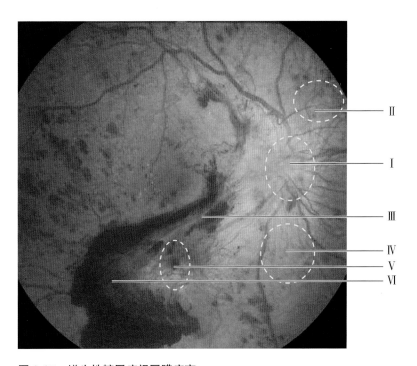

图 2-67　增生性糖尿病视网膜病变

Ⅰ 视盘新生血管（NVD）

Ⅱ 视盘外新生血管（NVE）

Ⅲ 玻璃体增生膜

Ⅳ 视网膜内微血管异常（IRMA）

Ⅴ 附着在玻璃体纤维上的出血

Ⅵ 玻璃体后界膜下出血

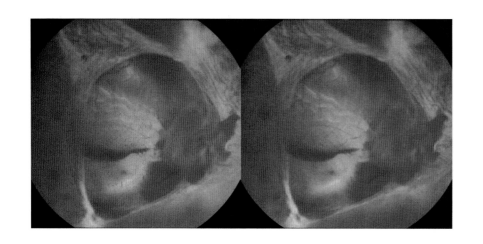

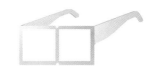

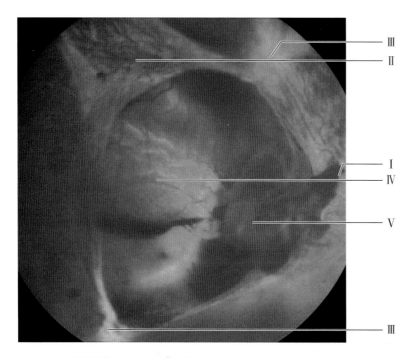

图 2-68　增生性糖尿病视网膜病变

Ⅰ 视盘新生血管（NVD）

Ⅱ 视盘外新生血管（NVE）

Ⅲ 后极部绕血管弓的增生膜

Ⅳ 脱离的视网膜

Ⅴ 玻璃体积血

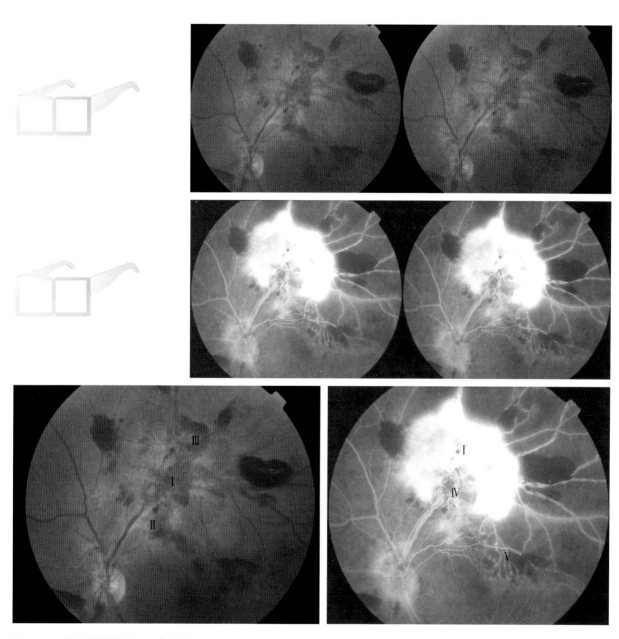

图 2-69 增生性糖尿病视网膜病变

Ⅰ 视网膜异常血管

Ⅱ 视网膜浅层出血

Ⅲ 视网膜下出血

Ⅳ FFA 示新生血管

Ⅴ 血管管径不规则

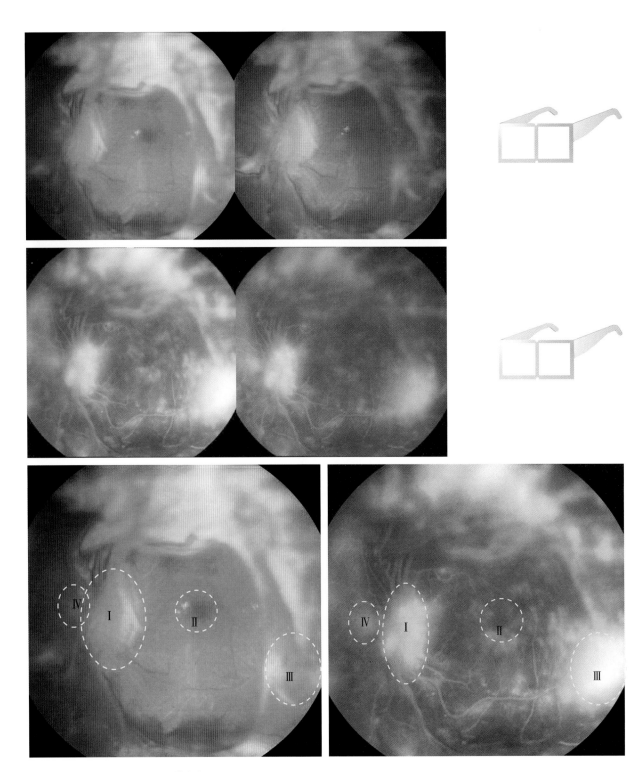

图 2-70 增生性糖尿病视网膜病变

Ⅰ 视盘新生血管（NVD）

Ⅱ 黄斑囊样水肿

Ⅲ 视盘外新生血管（NVE）

Ⅳ 深层视盘新生血管（NVD）

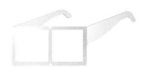

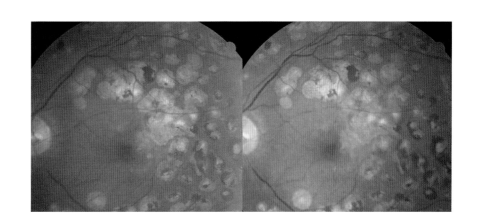

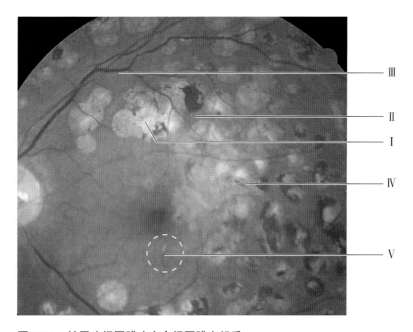

图 2-71　糖尿病视网膜病变全视网膜光凝后

Ⅰ 视网膜色素上皮萎缩灶

Ⅱ 色素增生

Ⅲ 视网膜动静脉血管

Ⅳ 脉络膜血管

Ⅴ 玻璃体混浊

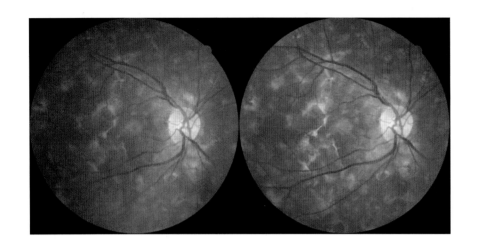

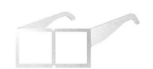

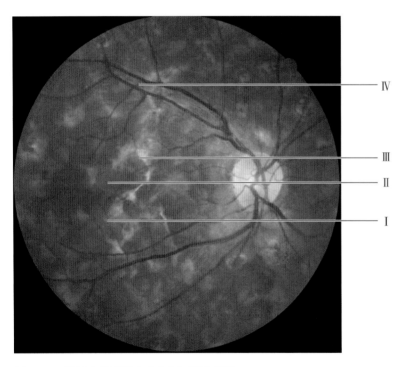

图 2-72　糖尿病视网膜病变全视网膜光凝后

Ⅰ 玻璃体增殖条索

Ⅱ 色素增生

Ⅲ 视网膜下机化膜

Ⅳ 动静脉拱形交叉

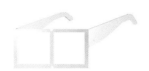

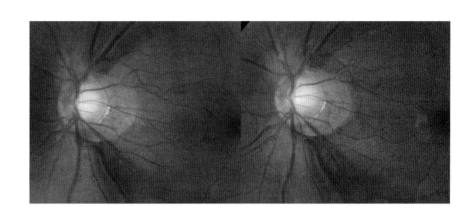

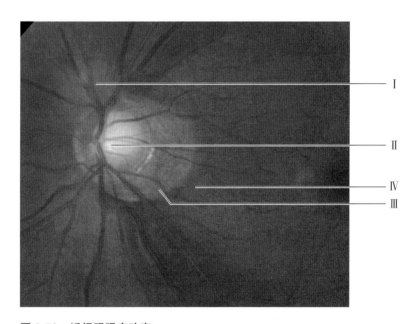

图 2-73 近视眼眼底改变

Ⅰ 视盘血管动脉在静脉上走行

Ⅱ 视杯

Ⅲ 视盘颞侧脉络膜萎缩,透见大血管

Ⅳ 脉络膜萎缩灶周围可见色素增生

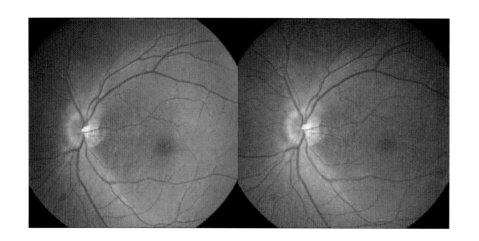

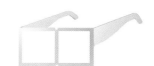

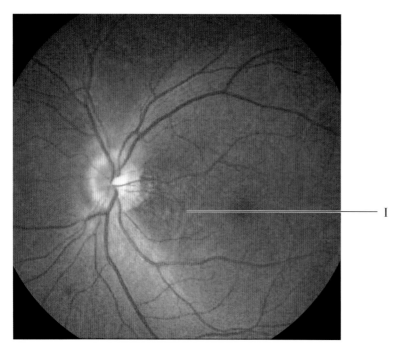

图 2-74　近视眼眼底改变

Ⅰ 豹纹状眼底,可见粗大的脉络膜血管

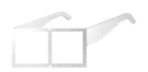

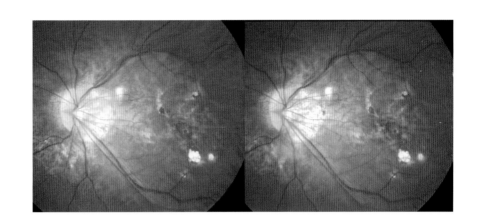

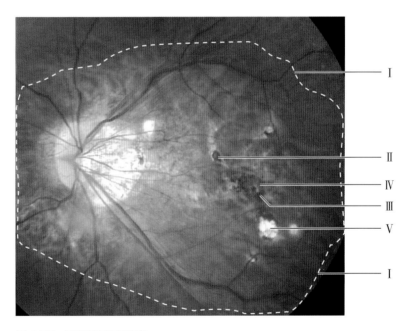

图 2-75　近视眼眼底改变

Ⅰ 后巩膜葡萄肿大致边界

Ⅱ 色素增生

Ⅲ 色素增生，隆起

Ⅳ 脉络膜新生血管膜

Ⅴ 脉络膜缺损，暴露巩膜

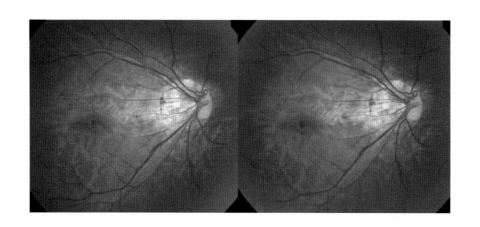

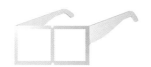

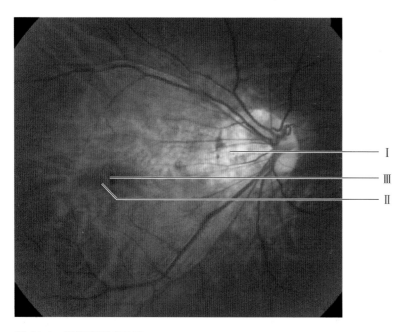

图 2-76　近视眼眼底改变

Ⅰ 视盘颞侧脉络膜萎缩

Ⅱ 视网膜出血

Ⅲ 脉络膜新生血管膜

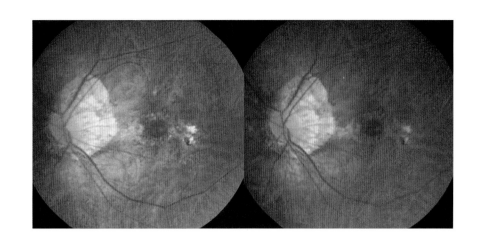

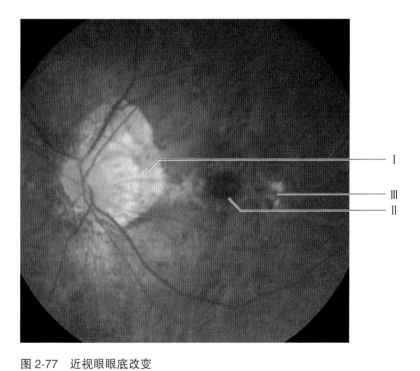

图 2-77　近视眼眼底改变

Ⅰ 视盘边缘大片脉络膜萎缩区

Ⅱ 黄斑下脉络膜新生血管膜

Ⅲ 脉络膜萎缩灶

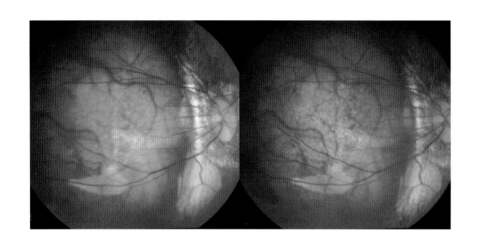

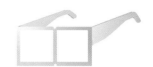

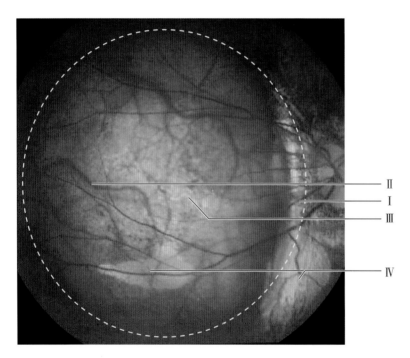

图 2-78　近视眼眼底改变

Ⅰ 后巩膜葡萄肿，呈盆状

Ⅱ 暴露脉络膜粗大血管

Ⅲ 黄斑区萎缩

Ⅳ 脉络膜血管消失

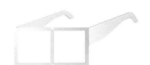

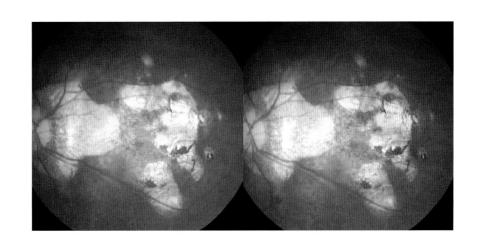

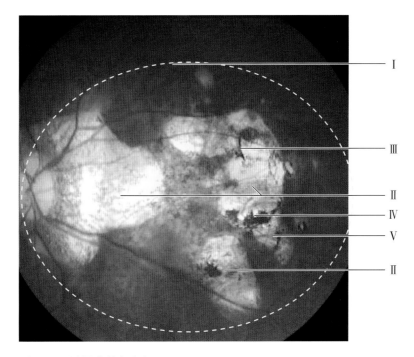

图 2-79 近视眼眼底改变

Ⅰ 巩膜后葡萄膜大致范围

Ⅱ 多发脉络膜萎缩

Ⅲ 视网膜血管前色素增生

Ⅳ 色素上皮层色素增生

Ⅴ 裸露的脉络膜血管

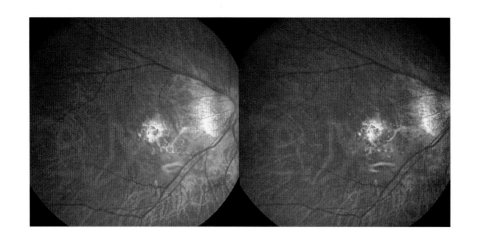

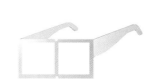

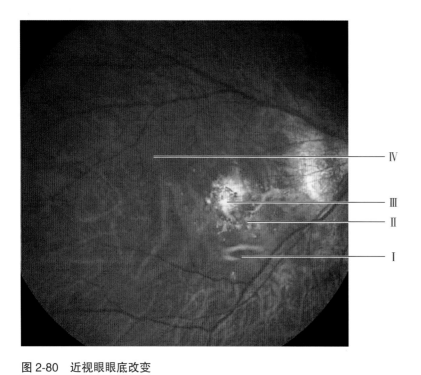

图 2-80　近视眼眼底改变

Ⅰ 玻璃体内硅油反光

Ⅱ 色素上皮层色素增生

Ⅲ 色素增生及色素萎缩

Ⅳ 豹纹状眼底改变

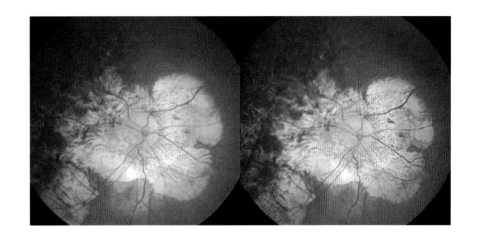

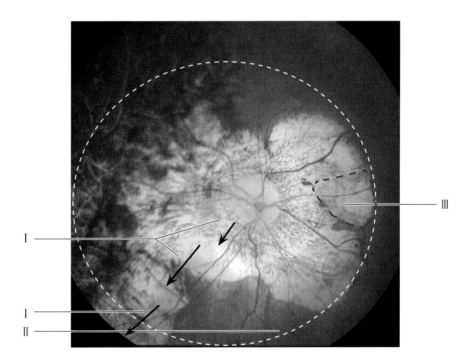

图 2-81 近视眼视盘改变

Ⅰ 阶梯状葡萄肿

Ⅱ 葡萄肿边界

Ⅲ 视网膜脉络膜萎缩,血管悬浮,其下空腔状改变,暴露粗大脉络膜血管

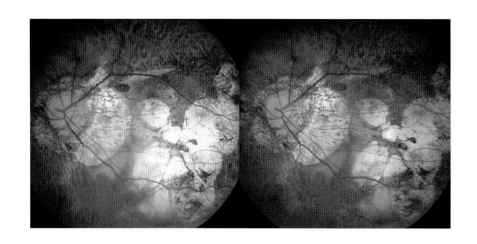

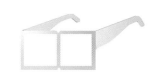

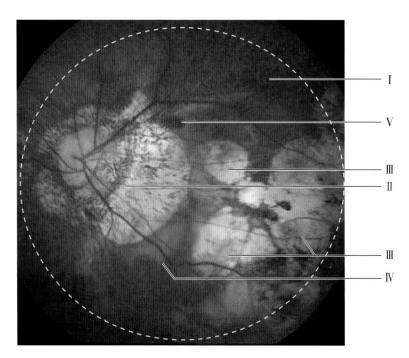

图 2-82 近视眼眼底改变

Ⅰ 后巩膜葡萄肿大致边界

Ⅱ 多个脉络膜萎缩灶,血管悬浮

Ⅲ 视盘颞侧脉络膜萎缩,透见大血管

Ⅳ 隆起的视网膜

Ⅴ 视网膜下深层出血(CNV 可疑)

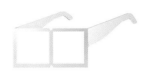

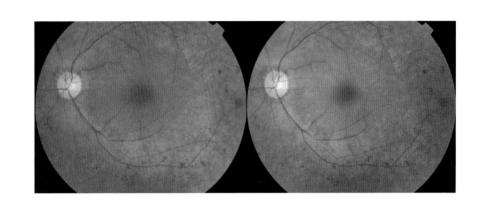

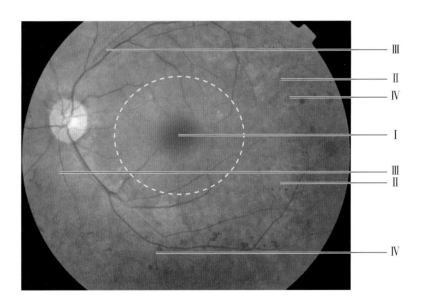

图 2-83　视网膜色素变性

Ⅰ 黄斑区视网膜厚度大致正常

Ⅱ 血管弓外视网膜严重变薄

Ⅲ 视网膜动脉变细

Ⅳ 视网膜下骨细胞样改变

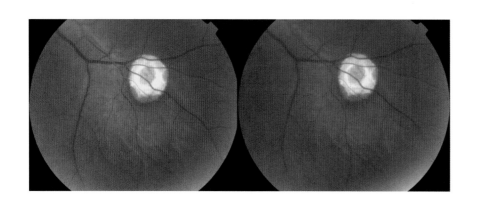

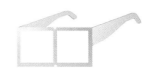

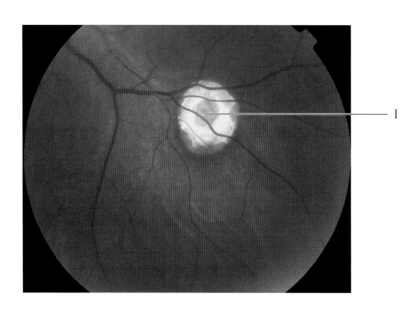

I

图 2-84　视网膜下黄白色渗出
I 病灶位于视网膜下,色素上皮之上

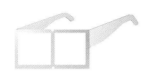

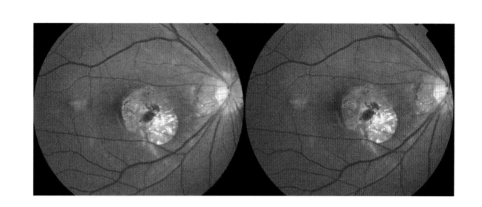

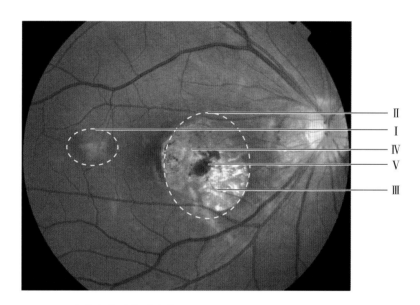

图 2-85　多发点状脉络膜病变

Ⅰ + Ⅱ 病灶位于视网膜下,色素呈不同程度增生

Ⅲ 脉络膜粗大血管及巩膜暴露

Ⅳ 视网膜下色素增生,呈青灰色

Ⅴ 视网膜下色素显著增生,呈黑色

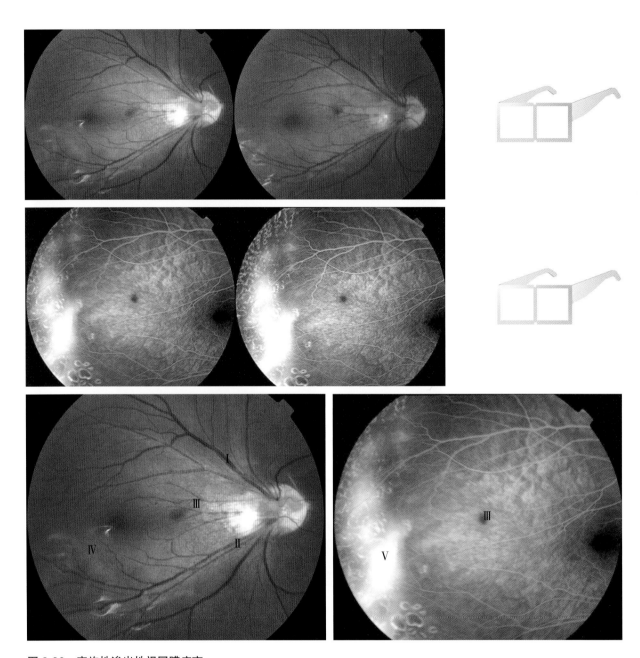

图 2-86　家族性渗出性视网膜病变

Ⅰ+Ⅱ 走行平直的颞上下分支动静脉

Ⅲ 玻璃体混浊及其在视网膜表面的投影

Ⅳ 可见不同层次的血管

Ⅴ 视网膜周边部新生血管荧光渗漏

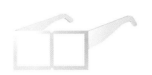

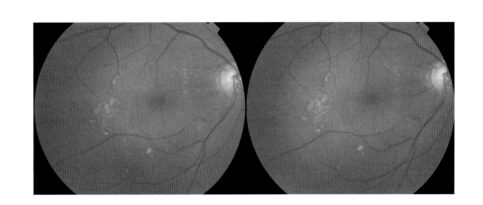

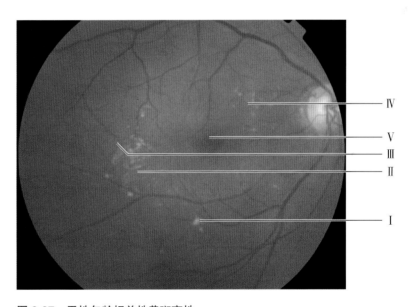

图 2-87　干性年龄相关性黄斑变性

Ⅰ 视网膜层间的渗出

Ⅱ+Ⅲ 视网膜下不同层的玻璃体融合疣

Ⅳ 斑盘间的不同层的融合疣

Ⅴ 中心凹

第三章

黄斑部疾病

黄斑是视觉最敏锐区,位于视网膜后极部视盘颞侧 3mm,中央为无血管区,解剖上称为中心凹,中央有一强反光小凹称为中心小凹。黄斑区立体解剖示意图如图 3-1 所示,中心凹区只有外颗粒层以外的结构。

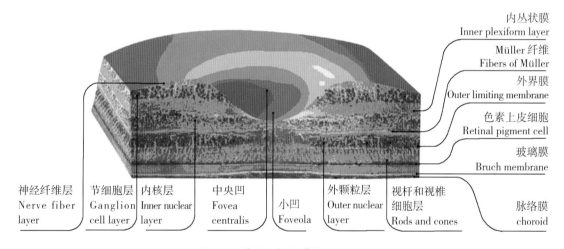

图 3-1　黄斑区视网膜分层示意图

黄斑部的疾病主要包括黄斑先天异常如黄斑缺损,中心性浆液性视网膜脉络膜病变,玻璃体增殖牵拉综合征,黄斑前玻璃体出血,黄斑水肿,黄斑孔,黄斑区增殖病灶如 RAP、脉络膜新生血管膜、PCV、黄斑萎缩等。

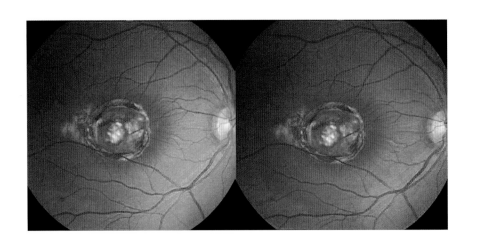

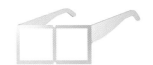

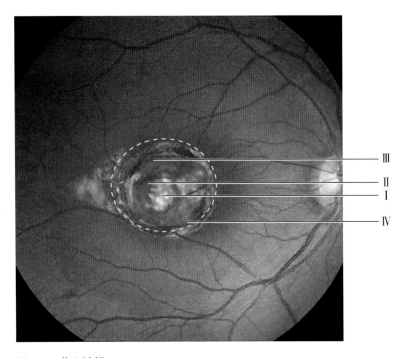

图 3-2　黄斑缺损

Ⅰ 暴露的巩膜

Ⅱ 脉络膜血管

Ⅲ 脉络膜缺损边缘

Ⅳ 悬空的视网膜血管

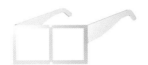

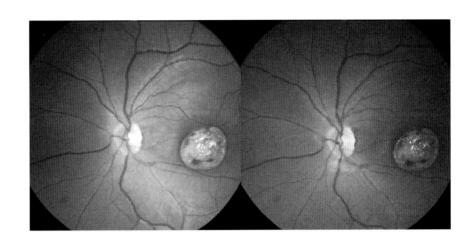

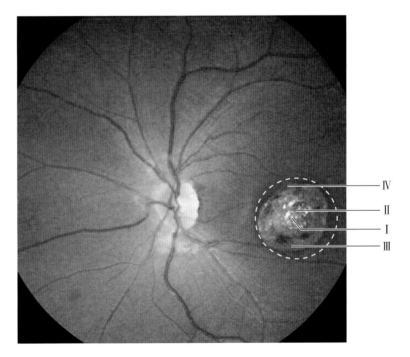

图 3-3　先天性黄斑缺损

Ⅰ 缺损区暴露巩膜

Ⅱ 悬空的脉络膜血管

Ⅲ 色素上皮增生，斑块状

Ⅳ 缺损边界

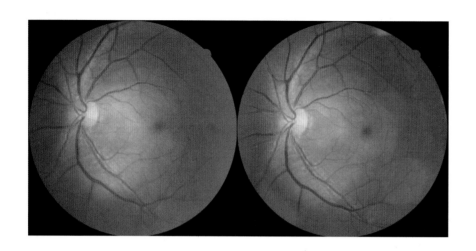

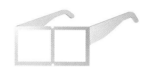

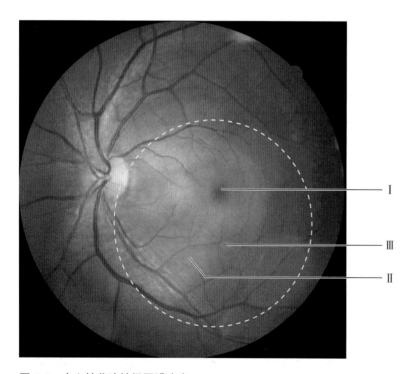

图 3-4　中心性浆液性视网膜病变

Ⅰ 中心凹消失

Ⅱ 神经上皮脱离隆起最高点

Ⅲ 内界膜皱褶

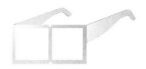

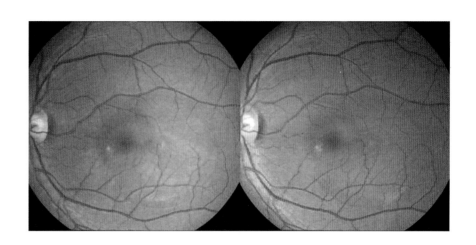

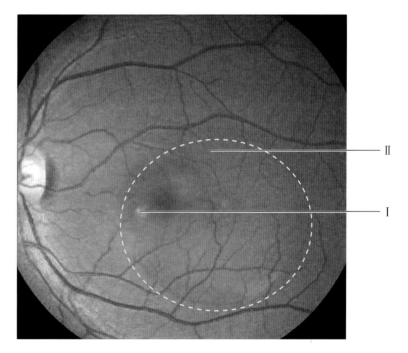

图 3-5　**中心性浆液性视网膜病变**
Ⅰ 黄斑鼻下方静脉管壁旁渗出
Ⅱ 神经上皮浅脱离范围

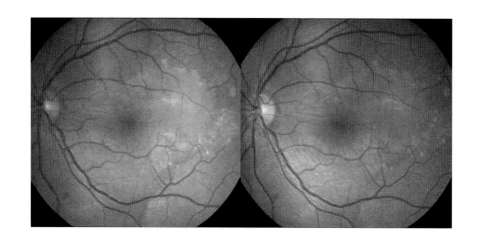

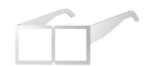

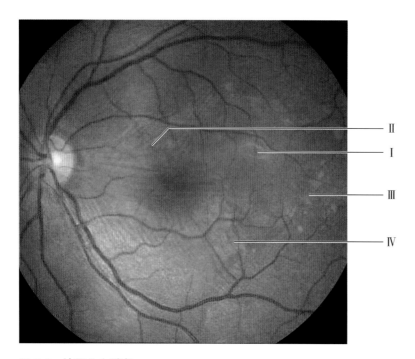

图 3-6　神经上皮脱离

Ⅰ 隆起最高点

Ⅱ 视网膜表面皱褶（内界膜皱褶）

Ⅲ 视网膜层间渗出

Ⅳ 位于凹陷区的血管,显著低于Ⅰ区

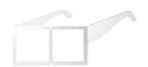

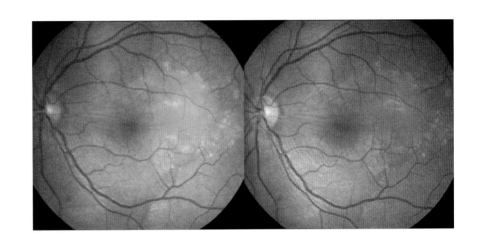

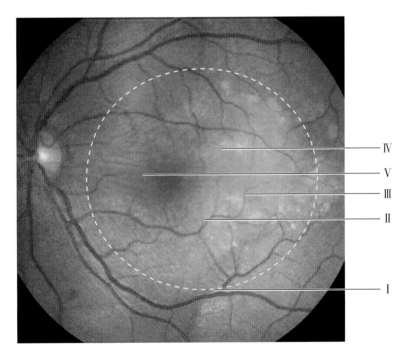

图 3-7　中心性浆液性视网膜病变

Ⅰ 视网膜后极部脱离

Ⅱ 隆起高点之一

Ⅲ 隆起低谷

Ⅳ 隆起高点之二

Ⅴ 视网膜皱褶

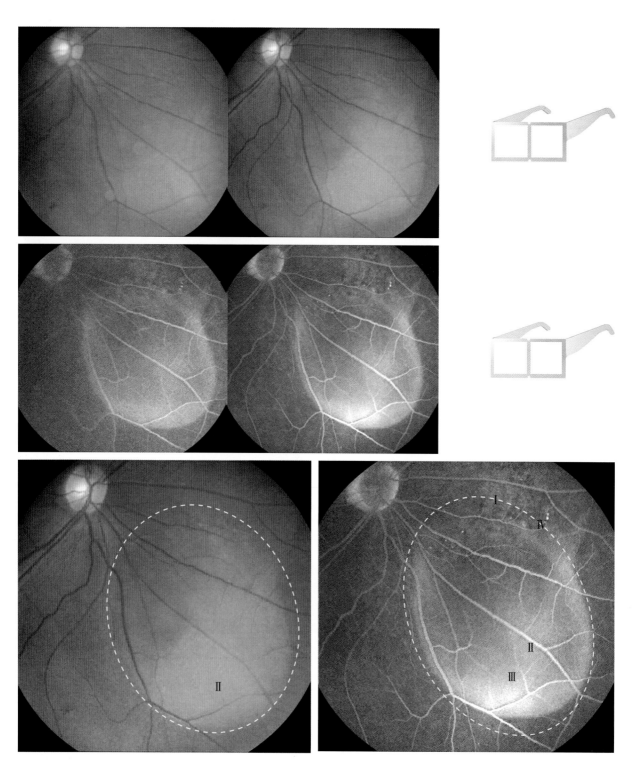

图 3-8　囊袋状色素上皮脱离

Ⅰ 色素上皮脱离范围,彩色像范围大于荧光血管造影范围

Ⅱ 脱离最高点

Ⅲ 脱离区下渗液

Ⅳ 出血遮挡荧光,层间高荧光

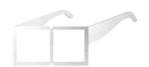

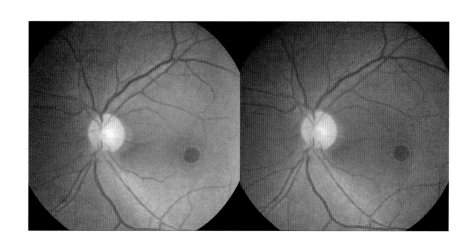

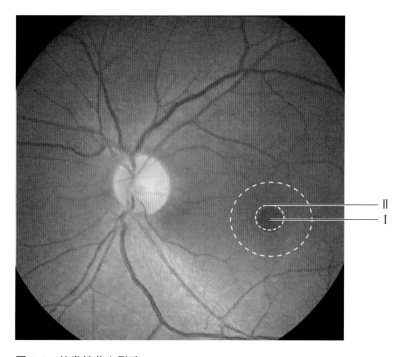

图 3-9　特发性黄斑裂孔

Ⅰ 黄斑全层裂孔

Ⅱ 周边视网膜浅脱离

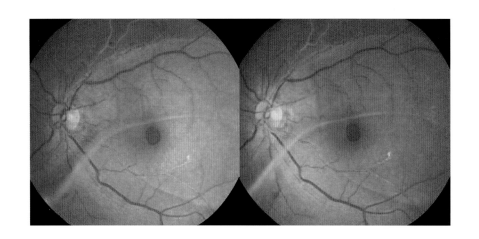

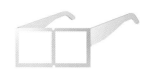

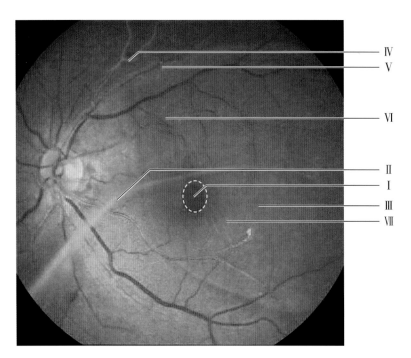

图 3-10　继发性黄斑裂孔

Ⅰ 黄斑全层裂孔

Ⅱ 玻璃体增殖膜

Ⅲ 视网膜脱离隆起

Ⅳ 静脉白线

Ⅴ 视网膜动脉节段状白鞘

Ⅵ 浅层动脉和深层静脉交叉

Ⅶ 内界膜皱褶

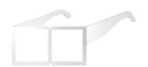

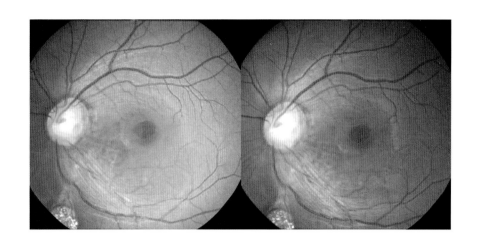

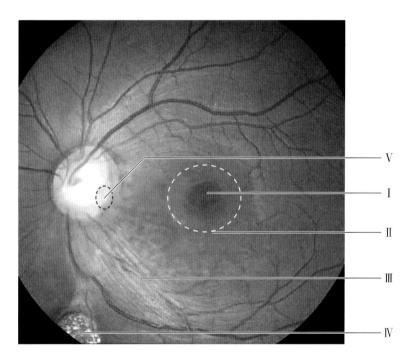

图 3-11　视盘小凹继发性黄斑裂孔

Ⅰ 黄斑全层裂孔

Ⅱ 周围视网膜浅脱离

Ⅲ 后皮质及内界膜皱褶,血管模糊

Ⅳ 脉络膜缺损

Ⅴ 视盘小凹

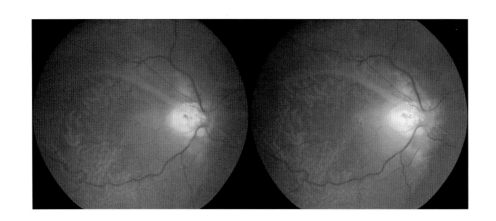

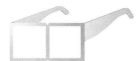

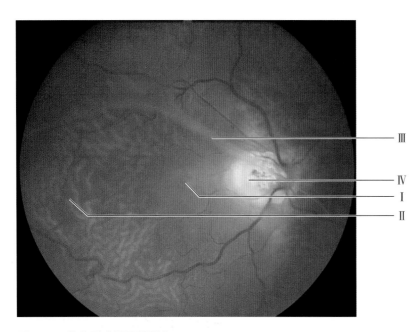

图 3-12 黄斑裂孔视网膜脱离

Ⅰ 黄斑全层裂孔，约 1/4PD 大小

Ⅱ 视网膜脱离，皱褶

Ⅲ 视网膜下条索状增生

Ⅳ 视盘萎缩弧

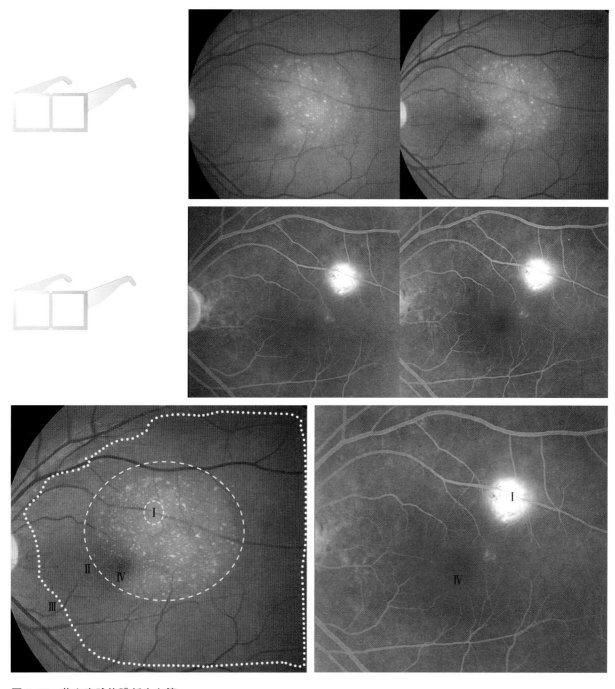

图 3-13 黄斑旁脉络膜新生血管

Ⅰ 黄斑旁脉络膜新生血管

Ⅱ 色素上皮脱离及表面散在渗出

Ⅲ 神经上皮脱离区

Ⅳ 黄斑区水肿

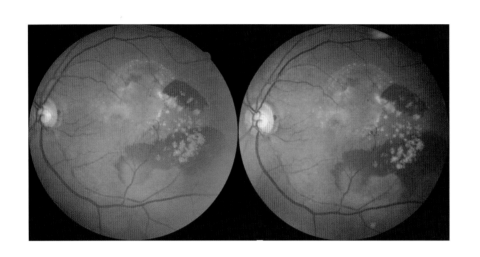

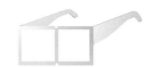

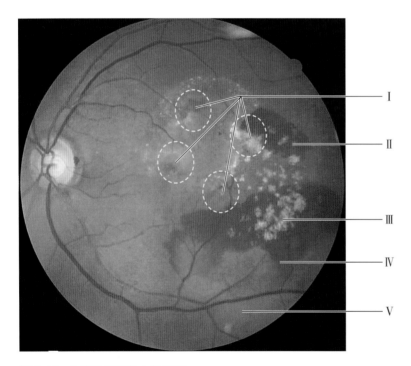

图 3-14　多发脉络膜息肉状病变
Ⅰ 多个可疑脉络膜息肉状改变
Ⅱ 视网膜深层出血
Ⅲ 视网膜浅层渗出
Ⅳ 视网膜下出血
Ⅴ 色素上皮下出血

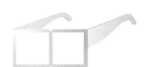

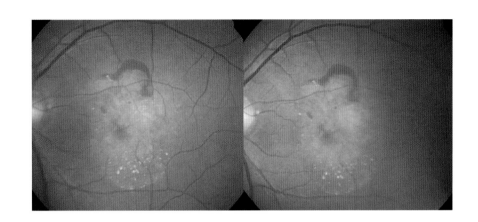

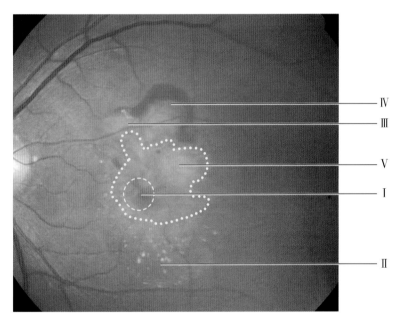

图 3-15 脉络膜新生血管膜

Ⅰ 中心凹下 CNV

Ⅱ 视网膜浅层渗出

Ⅲ 位于视网膜层内条索状渗出

Ⅳ 视网膜深层出血

Ⅴ 可疑 CNV 膜区

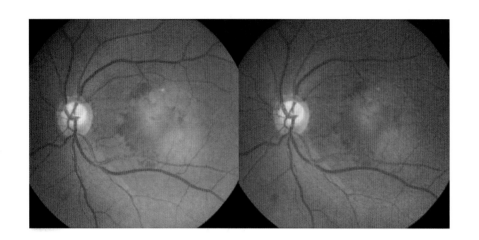

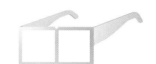

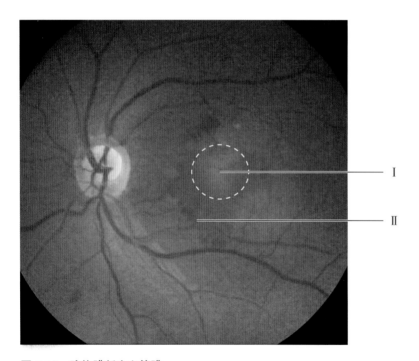

图 3-16　脉络膜新生血管膜
Ⅰ 黄斑区中心凹下 CNV
Ⅱ 病灶周边视网膜内出血

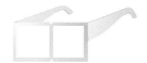

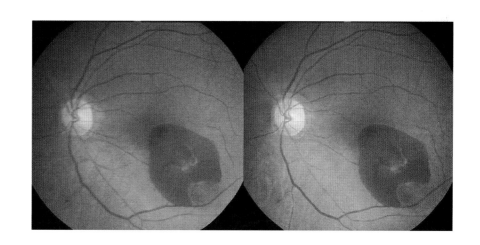

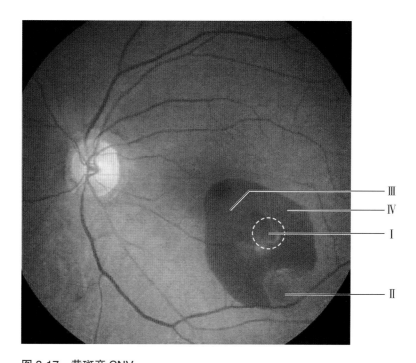

图 3-17 黄斑旁 CNV

Ⅰ 可疑 CNV 区
Ⅱ 神经上皮脱离
Ⅲ 色素上皮下出血
Ⅳ 视网膜下出血

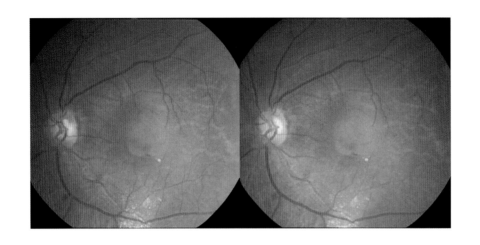

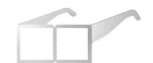

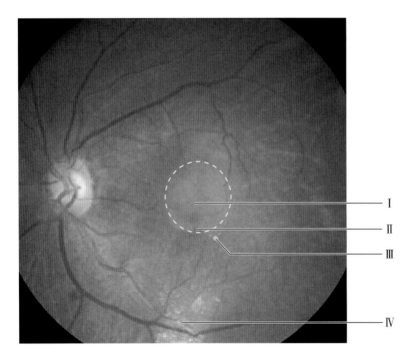

图 3-18　黄斑下脉络膜新生血管膜

Ⅰ 黄斑下脉络膜新生血管膜

Ⅱ 小线状出血

Ⅲ 点状渗出

Ⅳ 局部动静脉管壁变窄,渗出

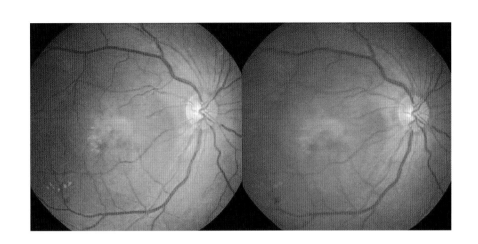

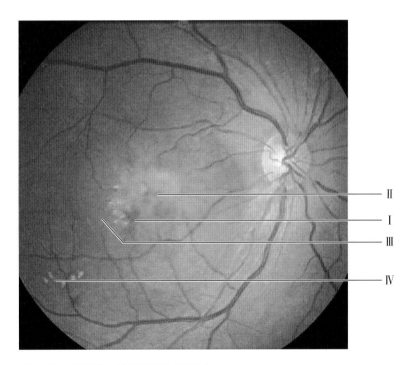

图 3-19 视网膜血管瘤样增生（RAP）

Ⅰ 视网膜内新生血管
Ⅱ 视网膜下脉络膜新生血管膜
Ⅲ 视网膜深层渗出
Ⅳ 视网膜下白点状渗出

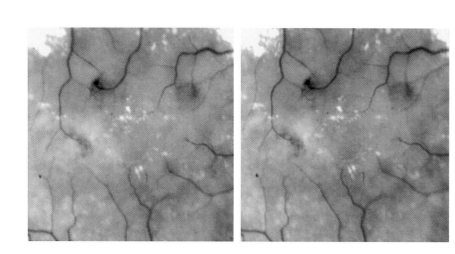

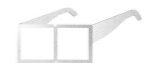

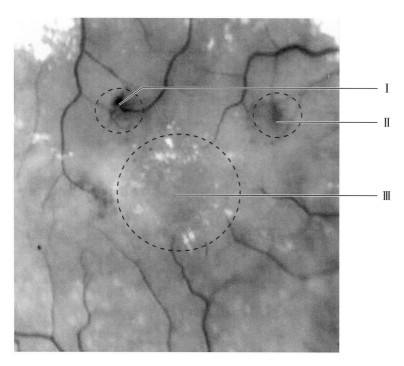

图 3-20 视网膜血管瘤样增生（RAP）

Ⅰ 视网膜内新生血管

Ⅱ 视网膜下脉络膜新生血管

Ⅲ 黄斑中心凹隆起，散在渗出

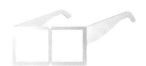

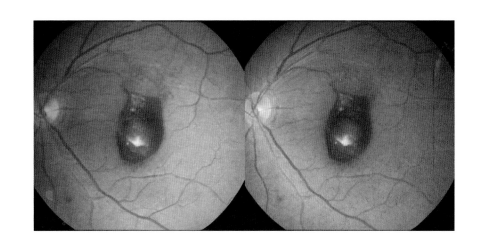

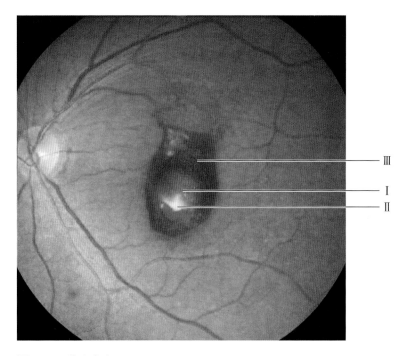

图 3-21　黄斑出血

I 玻璃体后界膜增厚,强反光

II 黄白色视网膜前陈旧出血

III 视网膜下出血

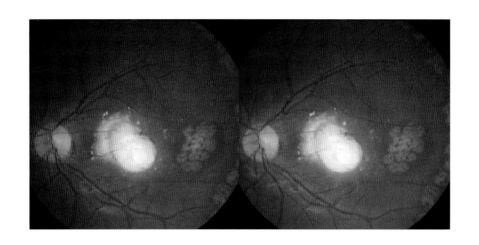

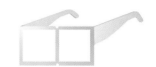

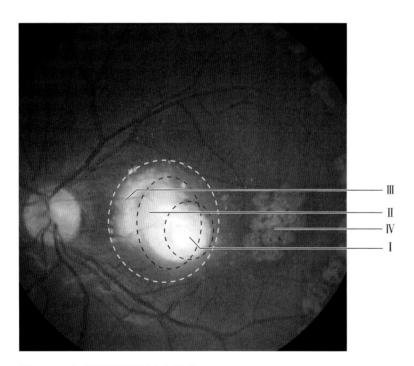

图 3-22　黄斑下脉络膜新生血管膜

Ⅰ 隆起顶端,呈浅白色

Ⅱ 第二层渗出

Ⅲ 第三层黄白色渗出

Ⅳ 色素增生及小片视网膜下膜

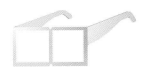

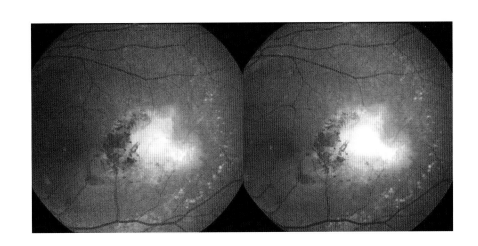

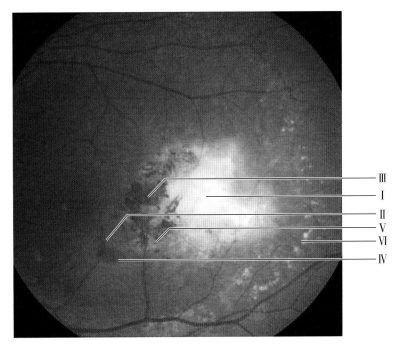

图 3-23　黄斑旁视网膜下混合性脉络膜新生血管膜

Ⅰ 视网膜下灰白色瘢痕

Ⅱ 视网膜下脉络膜新生血管膜

Ⅲ 视网膜下色素增生

Ⅳ 视网膜下出血

Ⅴ 视网膜表层出血

Ⅵ 散在视网膜下点状渗出

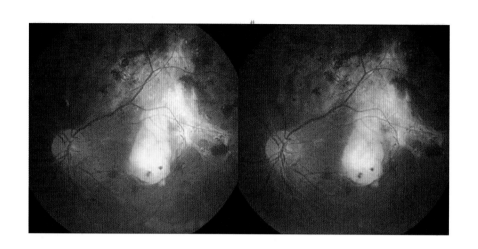

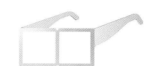

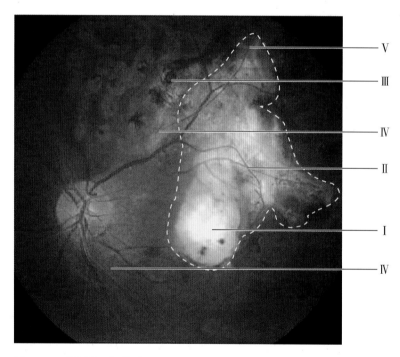

图 3-24 视网膜下机化膜

Ⅰ 视网膜下机化膜隆起最高点

Ⅱ 悬空的动静脉

Ⅲ 色素增生

Ⅵ 动脉血管白鞘

Ⅴ 视网膜动脉血管跨膜行走

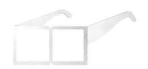

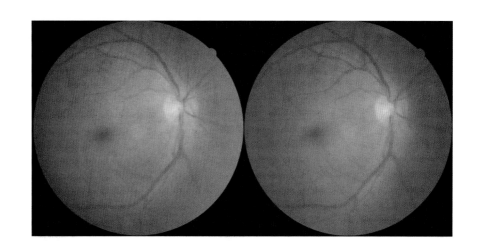

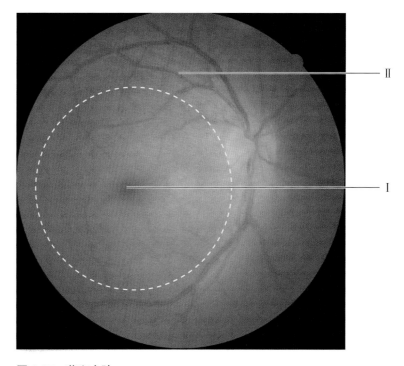

图 3-25 黄斑水肿

Ⅰ 黄斑区隆起,中心凹反光消失

Ⅱ 动脉在静脉下层走行

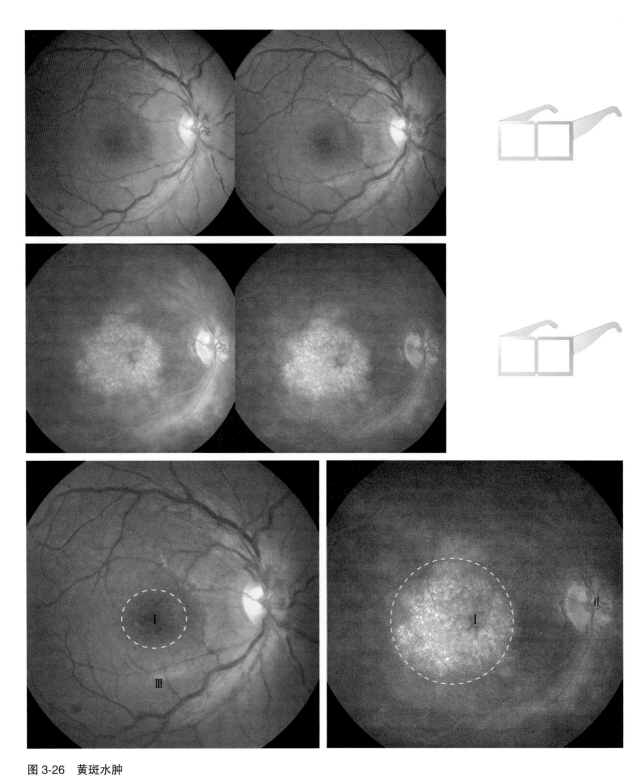

图 3-26　黄斑水肿

Ⅰ　黄斑囊样水肿

Ⅱ　视盘上静脉血管迂曲

Ⅲ　玻璃体混浊

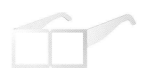

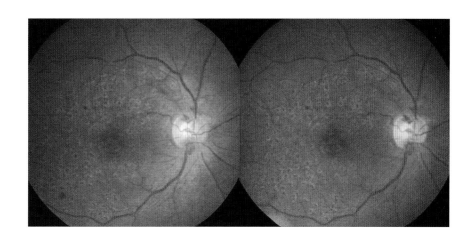

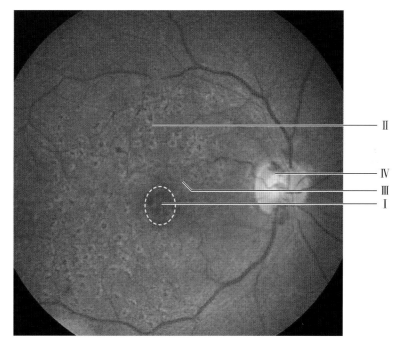

图 3-27 黄斑水肿格栅样光凝后

Ⅰ 黄斑区扁平

Ⅱ 激光斑

Ⅲ 末梢静脉扩张

Ⅳ 视盘新生血管

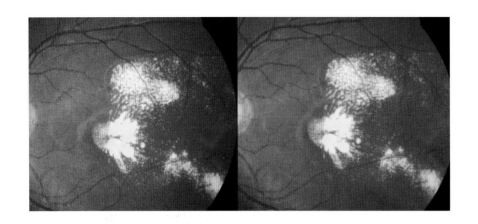

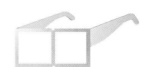

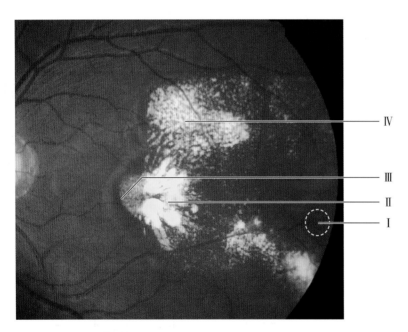

图 3-28 黄斑区放射状硬渗

Ⅰ 视网膜动脉末梢膨隆

Ⅱ 视网膜浅层渗出

Ⅲ 视网膜深层渗出

Ⅳ 灰白色渗出

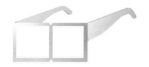

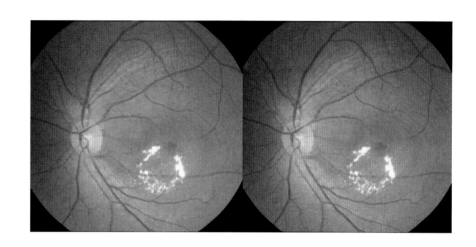

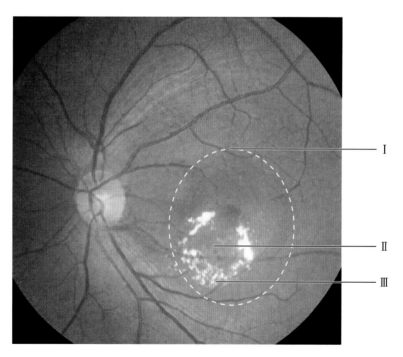

图 3-29　黄斑旁毛细血管扩张症

Ⅰ 黄斑水肿区域

Ⅱ 视网膜深层扩张血管

Ⅲ 视网膜层间渗出

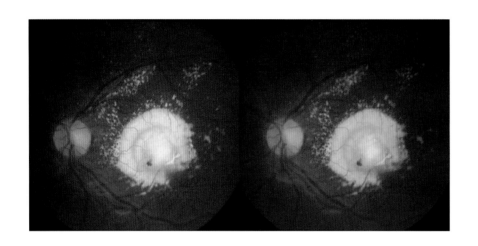

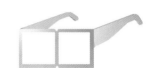

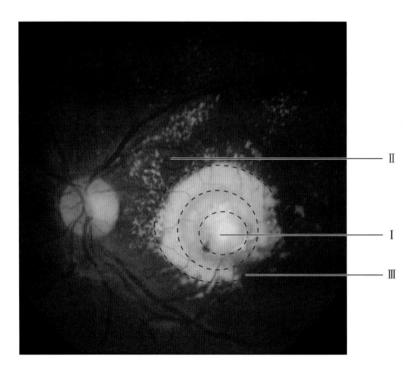

图 3-30　成人 Coats 病

Ⅰ 病灶呈 3 层蛋糕状隆起

Ⅱ 视网膜分支动脉血供较其他支明显不足

Ⅲ 可疑异常血管

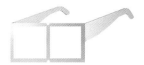

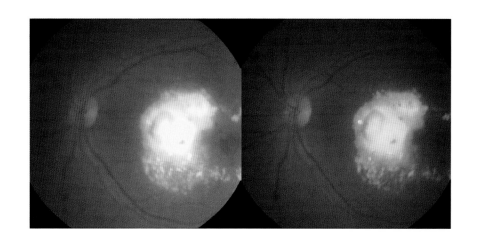

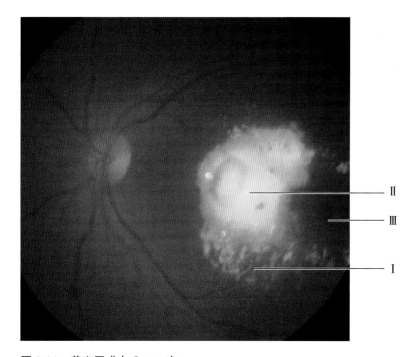

图 3-31 黄斑区成人 Coats 病

I 视网膜浅层渗出

II 视网膜深层大量黄白色渗出及结晶

III 视网膜深层出血

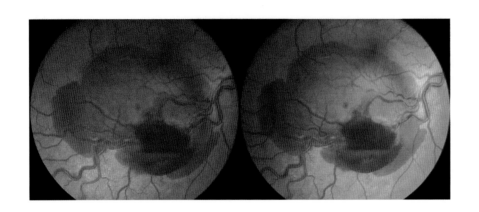

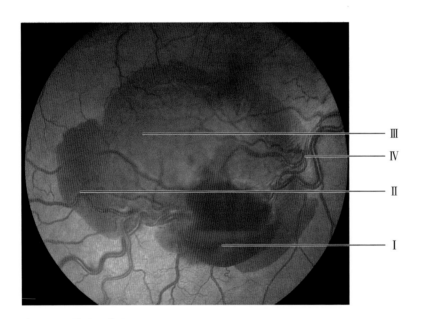

图 3-32　黄斑区出血

Ⅰ 视网膜前出血，舟状

Ⅱ 视网膜下出血

Ⅲ 色素上皮下出血

Ⅳ 视网膜动静脉血管迂曲，扩张

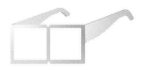

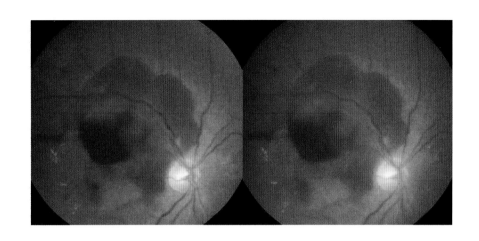

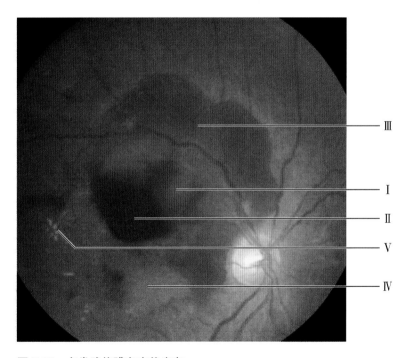

图 3-33　多发脉络膜息肉状病变

Ⅰ 橘红色隆起

Ⅱ 玻璃体出血

Ⅲ 视网膜下出血

Ⅳ 色素上皮下陈旧出血

Ⅴ 视网膜层间渗出

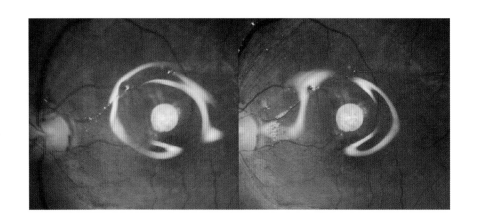

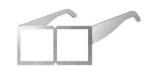

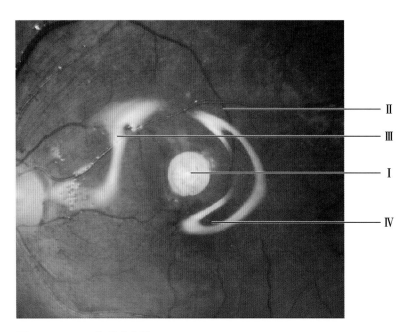

图 3-34   PCV 术后硅油眼

Ⅰ 陈旧脉络膜新生血管

Ⅱ 动脉在静脉上走行

Ⅲ 反光的硅油

Ⅳ 视网膜深层出血

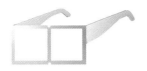

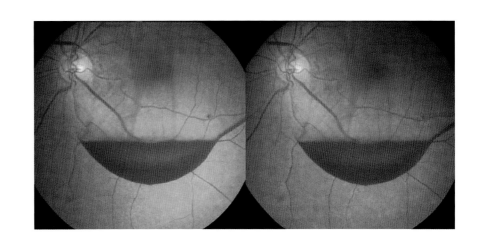

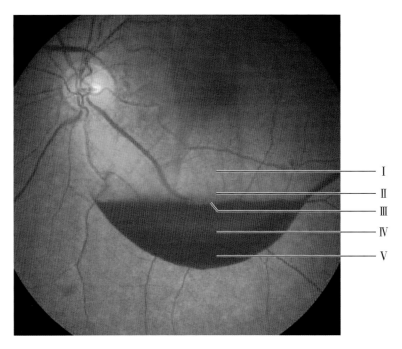

图 3-35　视网膜前舟状出血

Ⅰ 血浆层

Ⅱ 血小板层

Ⅲ 白细胞层

Ⅳ 还原血红蛋白层

Ⅴ 含氧红细胞层

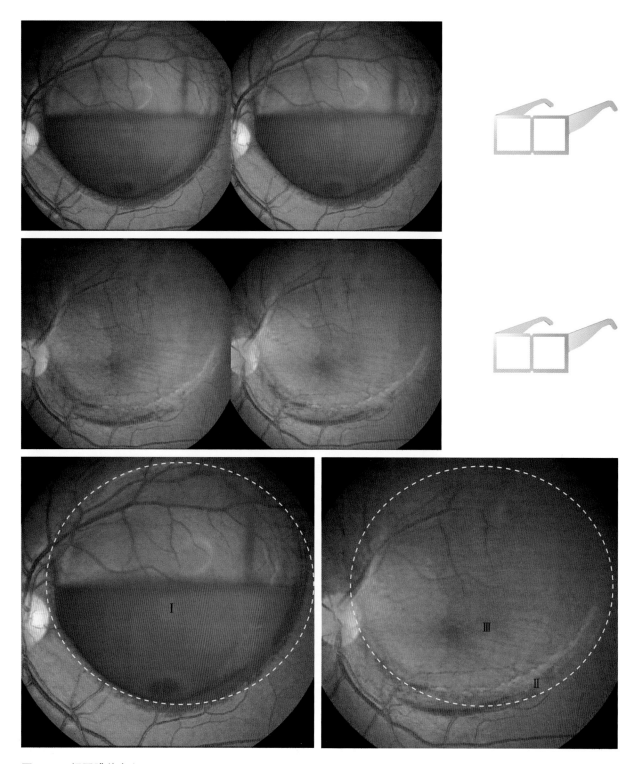

图 3-36 视网膜前出血

Ⅰ 视网膜前舟状出血,可见穹隆状隆起

Ⅱ 行 Nd：YAG 激光切开后界膜后,出血弥散吸收

Ⅲ 玻璃体后界膜增厚,紧绷,皱褶

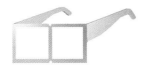

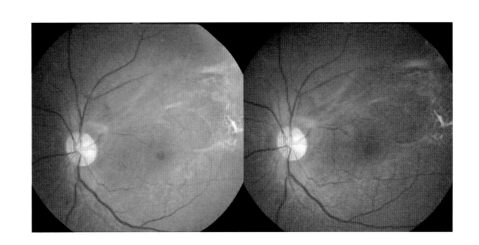

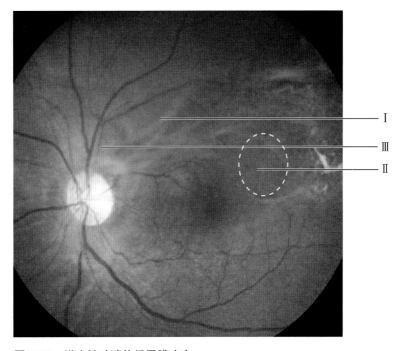

图 3-37　增生性玻璃体视网膜病变

Ⅰ 玻璃体腔增生膜及条索

Ⅱ 增生膜形成假孔

Ⅲ 颞上视网膜动脉硬化,变细

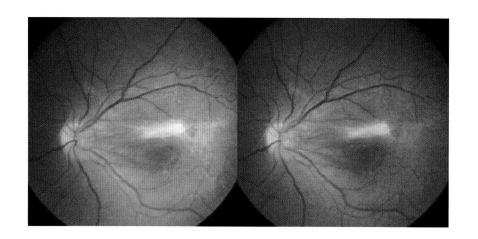

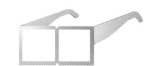

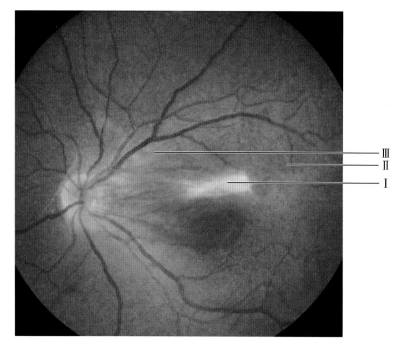

图 3-38　黄斑前膜

Ⅰ 黄斑前膜状物,从视盘延伸至周边

Ⅱ 扭曲的视网膜静脉血管

Ⅲ 视网膜静脉管壁粗细不等

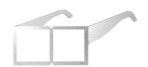

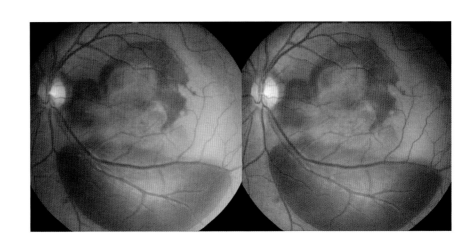

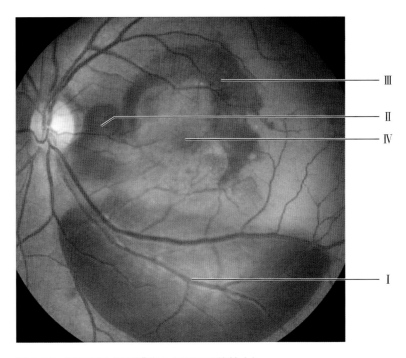

图 3-39　不同层次视网膜出血（PCV 可能性大）

I　色素上皮下出血，病灶高度隆起

II　视网膜深层出血

III　视网膜下出血

IV　黄斑中心凹反光消失

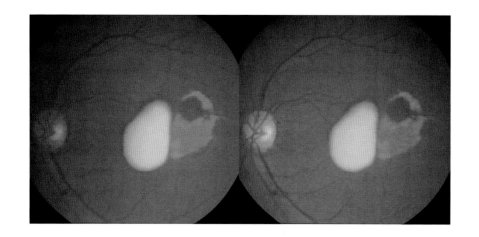

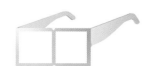

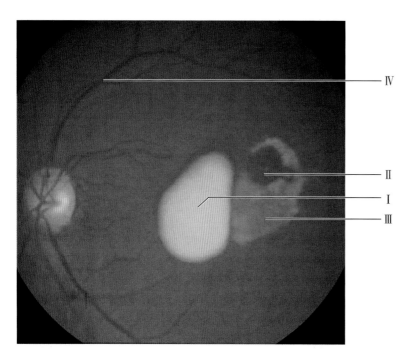

图 3-40 陈旧视网膜出血

Ⅰ 视网膜前出血

Ⅱ 视网膜动脉大动脉瘤可疑位置

Ⅲ 视网膜层间出血

Ⅳ 动静脉交叉征（Salus 征）

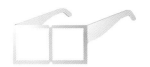

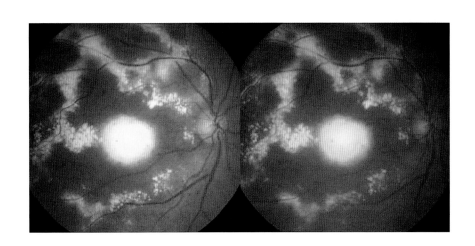

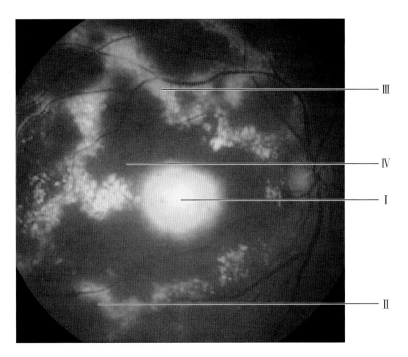

图 3-41　Coats 病

Ⅰ 黄斑下黄白色渗出

Ⅱ 视网膜动脉管壁渗出

Ⅲ 视网膜静脉管壁粗细不等，管壁周围黄白色渗出

Ⅳ 动静脉血管末梢扩张

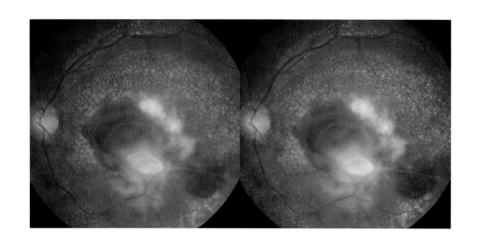

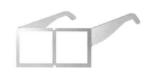

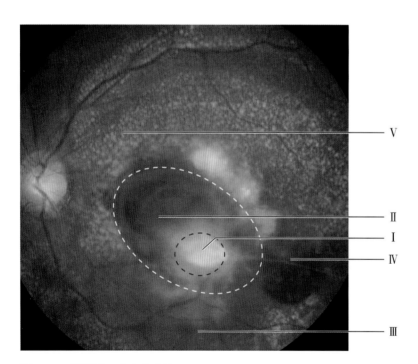

图 3-42 视网膜下寄生虫感染

Ⅰ 可疑寄生虫头部

Ⅱ 多层次视网膜内反应区

Ⅲ 渗出性视网膜脱离

Ⅳ 视网膜黄白色点状渗出

Ⅴ 静脉血管白线

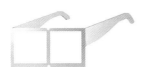

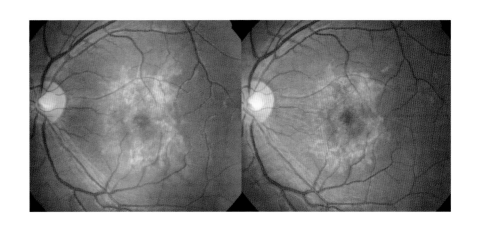

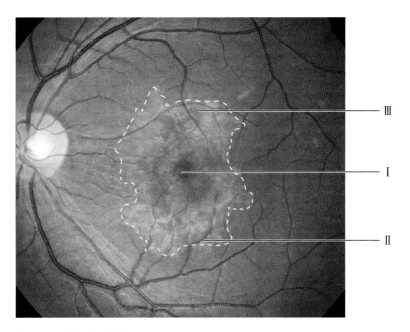

图 3-43 黄斑区萎缩

Ⅰ 黄斑中心凹

Ⅱ 视网膜静脉管径不匀

Ⅲ 色素上皮萎缩区

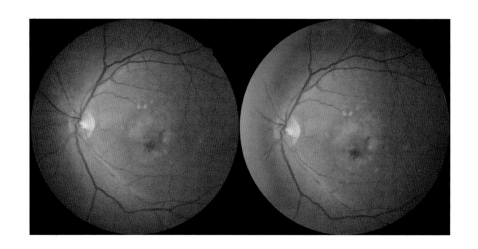

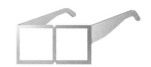

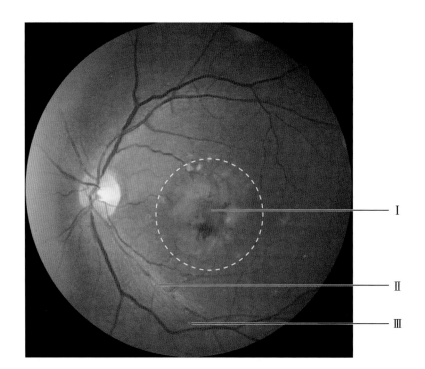

图 3-44　视网膜分支动脉阻塞后黄斑萎缩

Ⅰ 黄斑萎缩变薄

Ⅱ 颞下分支动脉管径变细,不均

Ⅲ 色素上皮增生

第四章

玻璃体疾病

　　玻璃体为透明的胶质体,充满玻璃体腔,占眼球容积4/5。玻璃体在视盘,黄斑中心凹周围和玻璃体基底部与视网膜粘连紧密。玻璃体与晶状体交界区有一凹陷,周围通过Wieger韧带附着在晶状体上。中央从晶状体后极至视盘前,有一低光学密度区称为Cloquet管,为原始玻璃体的残留,胚胎时曾存在玻璃体血管。Cloquet管凝聚在晶状体后,宽约1~2mm,称为Mittendorf点。一端附着在视盘边缘胶质上,如果没有完全退化,视盘前可见一半透明残端,称为Bergmeister视乳头(图4-1)。

　　初级玻璃体(图4-2A)在发育过程中,受到次级玻璃体的挤压,最终位于玻璃体腔中心位置,从晶状体后先走向鼻侧,往下,至球心,然后再往颞侧,向上向后一直延伸到视盘,被Cloquet管包绕,与Erggelet管相延续。初级玻璃体只是表面膜的增厚和浓缩,使之与次级玻璃体分开。次级玻璃体占据玻璃体腔最大部分,三级玻璃体起于睫状上皮细胞,向晶状体延伸形成悬韧带,并与晶状体囊袋融合(图4-2)。

　　玻璃体病变除了先天性发育不全如动脉残留,玻璃体老化后混浊外,其附近组织疾病都可以引起玻璃体的改变,如液化,混浊,玻璃体后脱离,玻璃体新生血管,机化增生等。

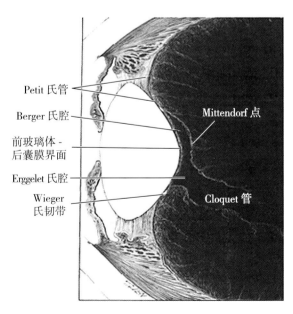

图 4-1　晶状体 - 玻璃体界面结构

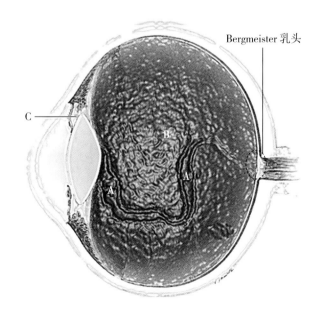

图 4-2　三级玻璃体示意图
A、B、C 分别示初级、次级和三级玻璃体

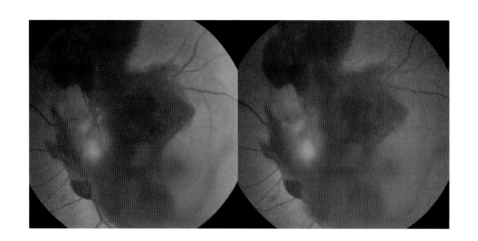

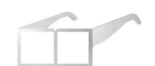

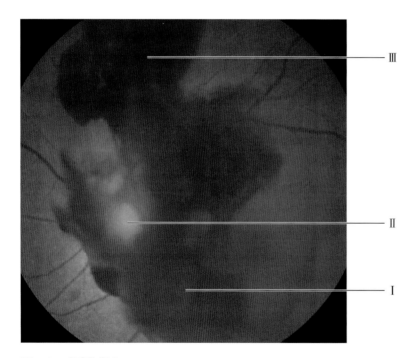

图 4-3 玻璃体积血

Ⅰ 玻璃体积血,位于玻璃体后皮质后、视网膜前

Ⅱ 视盘

Ⅲ 视网膜下出血

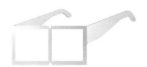

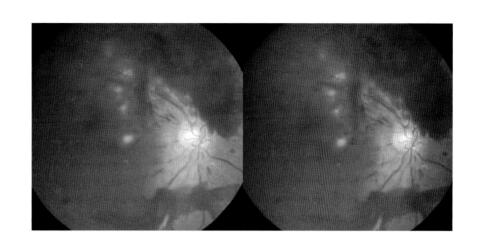

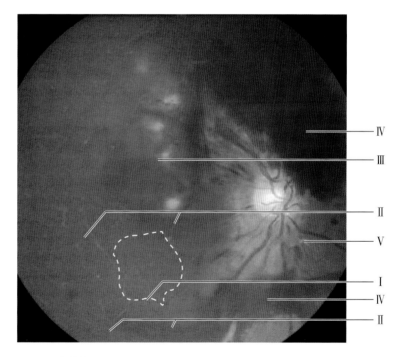

图 4-4 玻璃体混浊

Ⅰ 后极部玻璃体环状新生血管
Ⅱ 新生血管分支
Ⅲ 深层渗出
Ⅳ 玻璃体积血
Ⅴ 视网膜浅层渗出

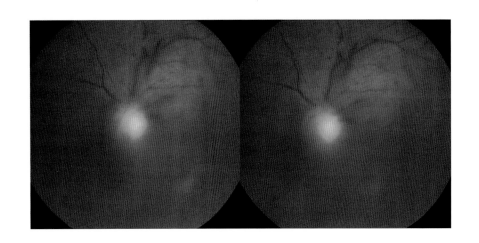

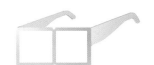

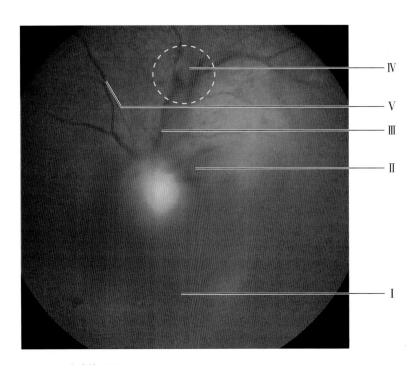

图 4-5　玻璃体混浊

Ⅰ 下方玻璃体浓厚积血

Ⅱ 视网膜浅层出血

Ⅲ 视网膜静脉扩张

Ⅳ 视网膜新生血管

Ⅴ 动静脉交叉征

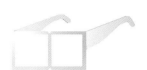

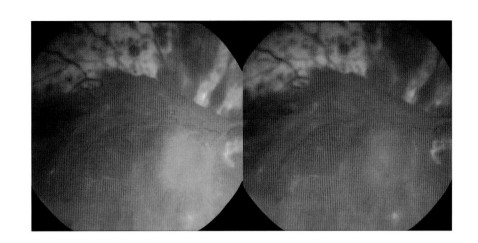

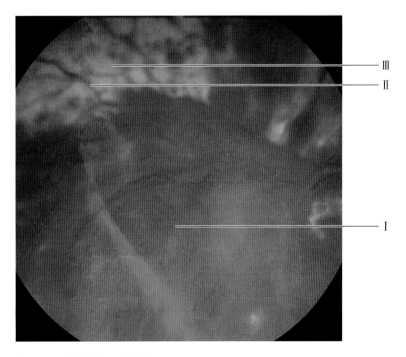

图 4-6 玻璃体出血(贫血)

Ⅰ 后极部玻璃体浓厚积血

Ⅱ 静脉血管增粗,管径不均

Ⅲ 视网膜缺血,苍白

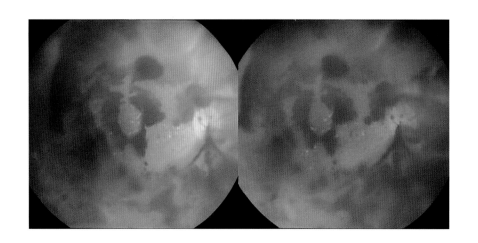

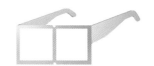

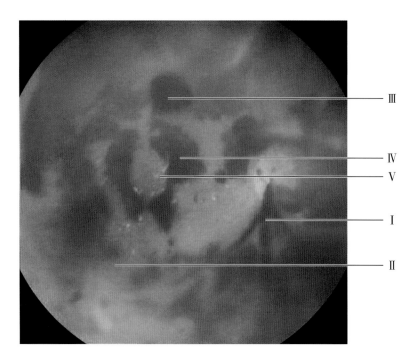

图 4-7　玻璃体混浊

Ⅰ　视盘新生血管

Ⅱ　玻璃体靠前出血

Ⅲ　玻璃体靠中央区出血

Ⅳ　玻璃体近后皮质区出血

Ⅴ　视网膜深层渗出

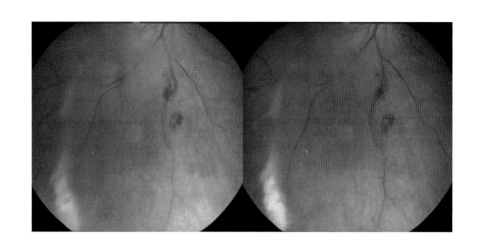

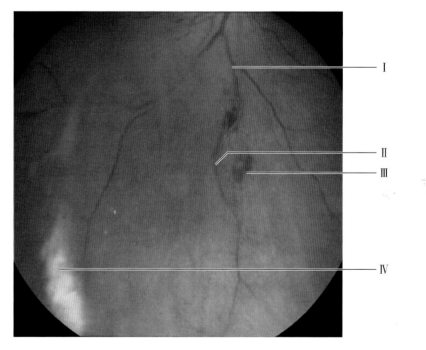

图 4-8 玻璃体混浊

Ⅰ 视网膜下分支静脉血管阻塞点,管径由细突然增粗

Ⅱ 隆起静脉血管,其管壁增粗,中央灰色血柱,两侧红色血流,其上可疑新生血管

Ⅲ 视网膜深层出血

Ⅳ 陈旧玻璃体积血

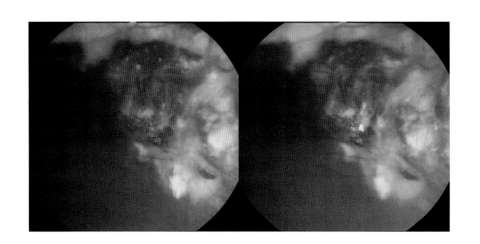

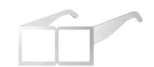

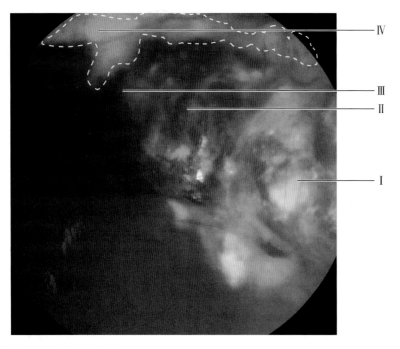

图 4-9　玻璃体内积血

Ⅰ 积血最高点

Ⅱ 积血表层新鲜出血

Ⅲ 视网膜血管

Ⅳ 视网膜下脉络膜萎缩区

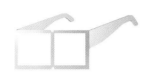

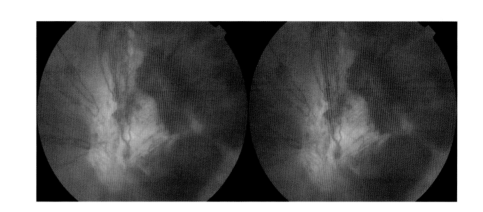

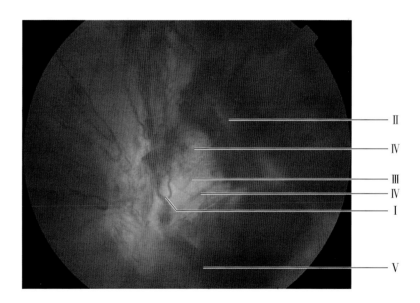

图 4-10　增生性玻璃体视网膜病变

Ⅰ 从视盘发出的异常新生血管,膜状延伸至周边

Ⅱ 新生血管大量出血至玻璃体腔

Ⅲ 动脉血管反光呈铜丝状

Ⅳ 静脉血管被牵拉迂曲,淹没

Ⅴ 玻璃体积血

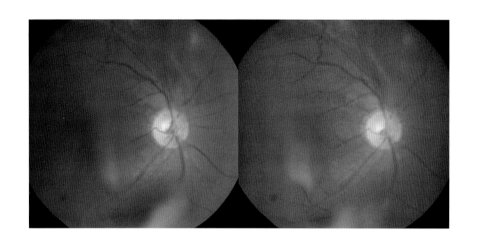

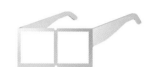

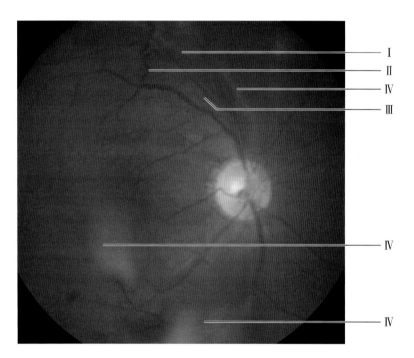

图 4-11　玻璃体混浊

Ⅰ 静脉血管白线

Ⅱ 静脉迂曲扩张(交通支)

Ⅲ 动脉细,走行平直

Ⅳ 不同层面玻璃体混浊

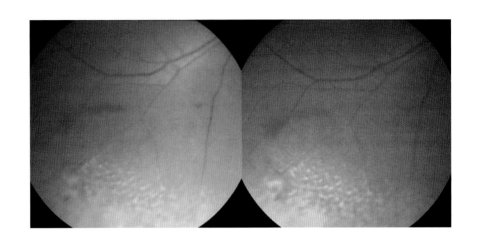

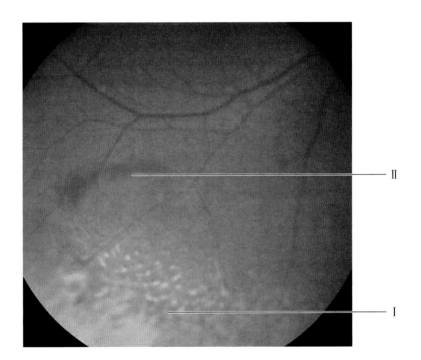

图 4-12 玻璃体混浊

Ⅰ 陈旧玻璃体积血

Ⅱ 视网膜下出血

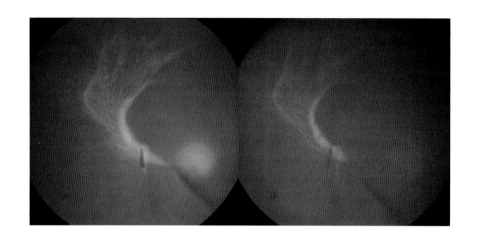

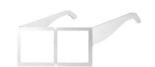

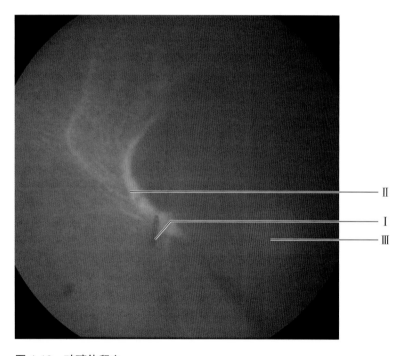

图 4-13　玻璃体积血

Ⅰ 玻璃体内条索状积血

Ⅱ 玻璃体内扇形机化膜

Ⅲ 透见视盘

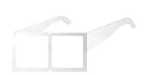

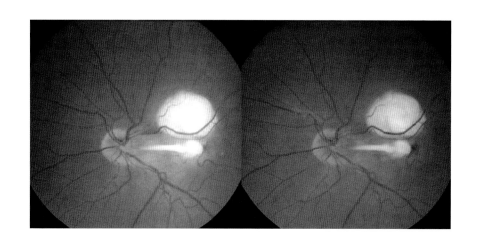

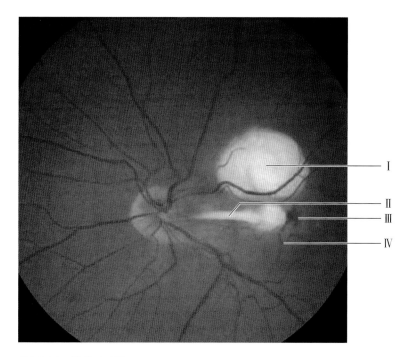

图4-14 寄生虫感染

Ⅰ 视网膜下寄生虫感染病灶

Ⅱ 玻璃体机化条索

Ⅲ 视网膜下色素增生

Ⅳ 黄斑区静脉血管牵拉变形扭曲

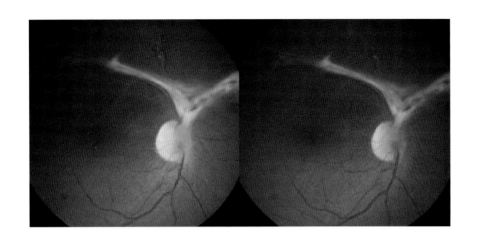

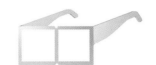

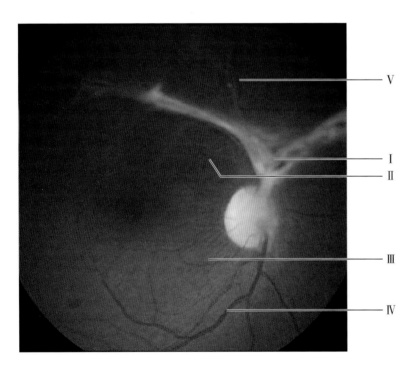

图 4-15　玻璃体机化

Ⅰ 视盘上方机化条索,类似酒樽,牵拉视网膜及血管

Ⅱ 视网膜静脉血管白线

Ⅲ 视网膜皱褶

Ⅳ 静脉血管增粗

Ⅴ 上支静脉血管扭曲,呈祥状

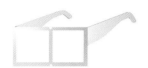

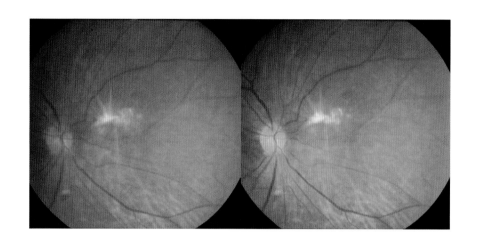

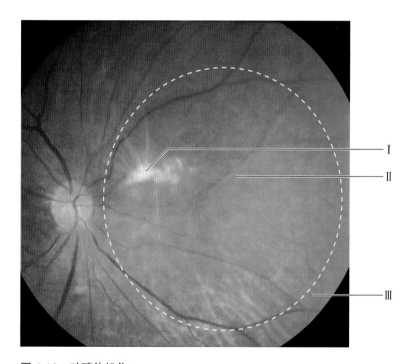

图 4-16 玻璃体机化

Ⅰ 视盘黄斑之间可见视网膜前树枝状机化膜

Ⅱ 被牵拉隆起的静脉血管，节段性灌注不足

Ⅲ 牵拉性视网膜脱离区

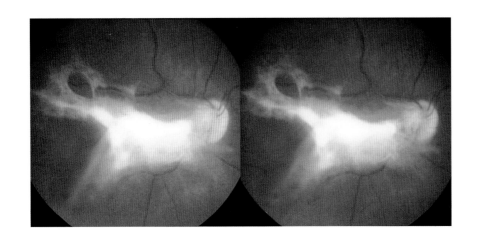

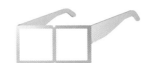

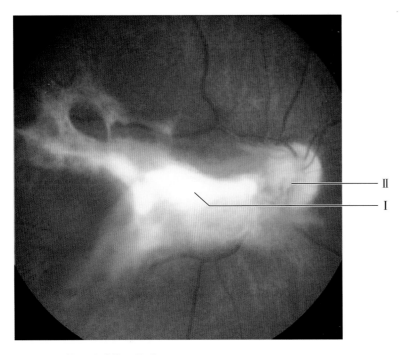

图 4-17　黄斑玻璃体机化膜

Ⅰ 黄斑前浓厚机化膜,遮盖黄斑

Ⅱ 视盘

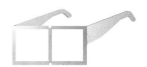

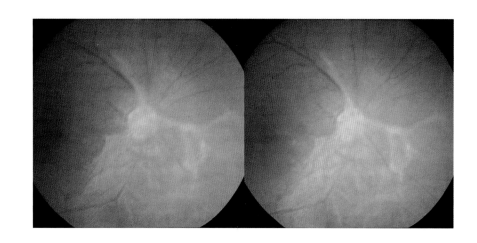

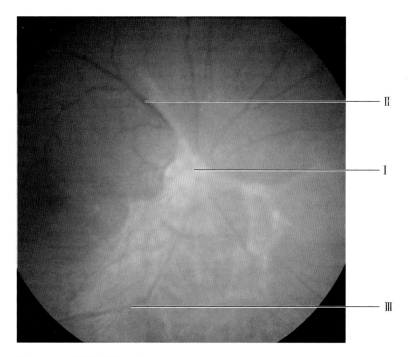

图 4-18　玻璃体机化条索

Ⅰ 视盘上方机化条索

Ⅱ 视网膜静脉管径增粗

Ⅲ 机化条索牵拉视网膜血管浮起

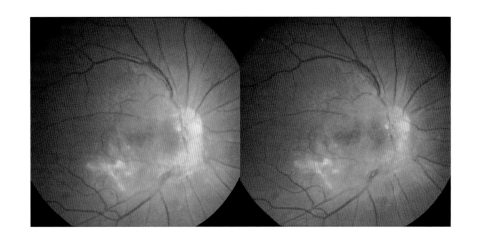

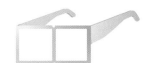

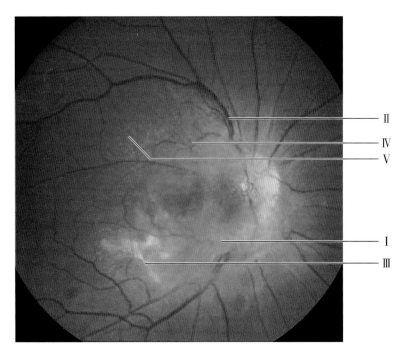

图 4-19 玻璃体机化

Ⅰ 玻璃体毯状机化膜

Ⅱ 视网膜静脉增粗

Ⅲ 视网膜下膜

Ⅳ 视网膜牵拉皱褶

Ⅴ 视网膜下脱色素

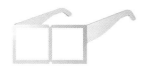

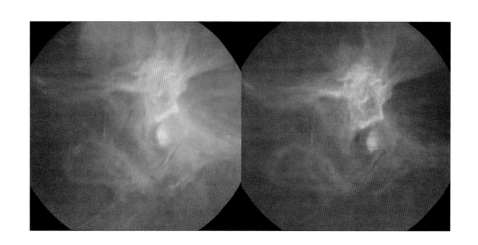

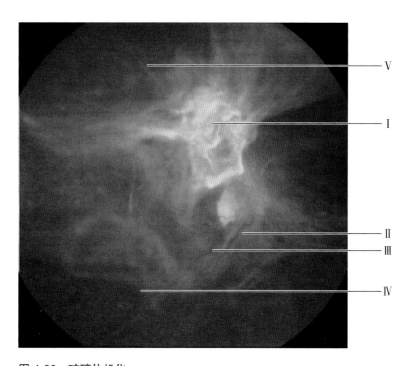

图 4-20　玻璃体机化

Ⅰ 视盘上方机化条索

Ⅱ 视盘前新生血管

Ⅲ 视网膜静脉

Ⅳ 玻璃体新生血管

Ⅴ 多支血管白线

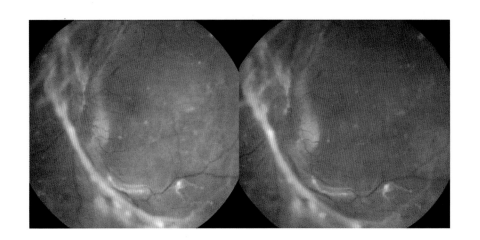

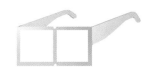

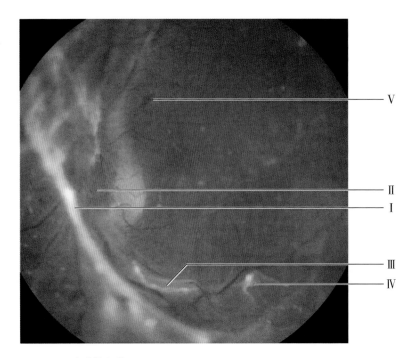

图 4-21 玻璃体机化

Ⅰ 视盘前机化条索,牵拉视网膜及血管

Ⅱ 视盘新生血管

Ⅲ 视网膜脱离及视网膜血管

Ⅳ 视网膜下机化膜

Ⅴ 视网膜浅层出血

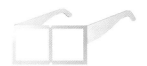

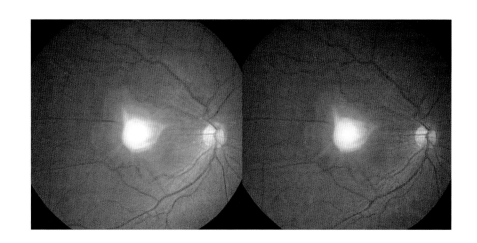

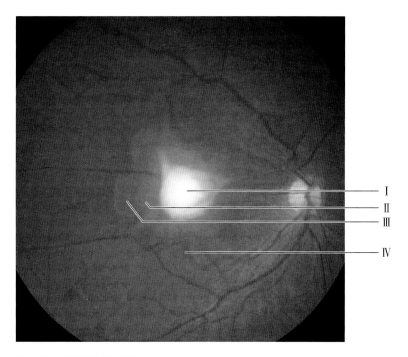

图 4-22 玻璃体机化膜

Ⅰ 黄斑前浓厚白色机化膜,触角向周围伸出

Ⅱ 视网膜下反应性改变

Ⅲ 色素上皮反应性改变

Ⅳ 血管牵拉,扭曲

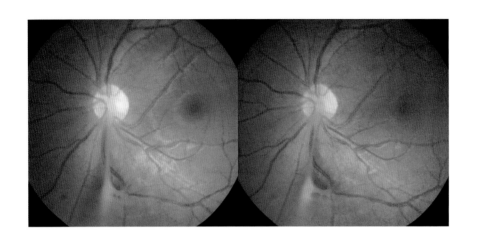

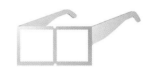

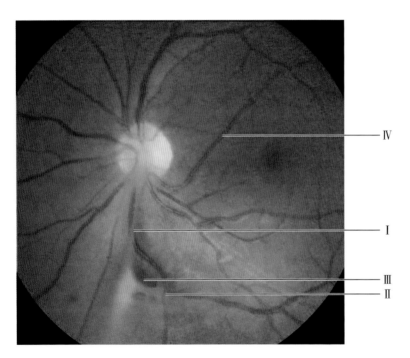

图 4-23　玻璃体机化条索

Ⅰ 视盘下方机化条索

Ⅱ 其下端与视网膜血管相连,牵拉血管呈直角

Ⅲ 机化膜在视网膜上投影

Ⅳ 颞下分支动脉畸形,向上走行

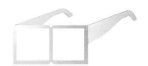

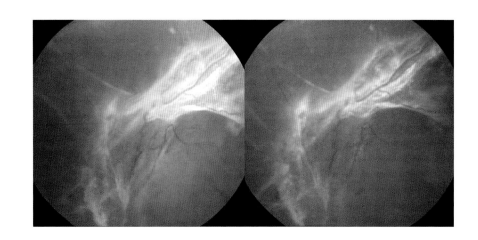

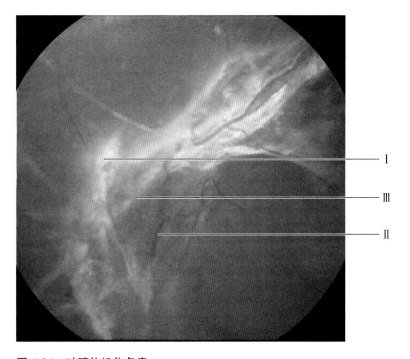

图 4-24　玻璃体机化条索

Ⅰ 视盘上方机化膜,牵拉性视网膜脱离

Ⅱ 视网膜静脉扭曲扩张,远端淹没在机化膜中

Ⅲ 视网膜下粗大机化条索

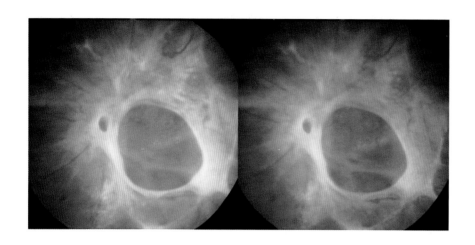

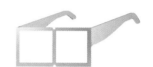

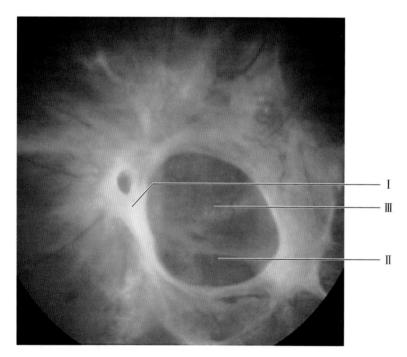

图 4-25　玻璃体机化膜

Ⅰ 后极部视盘,血管弓玻璃体机化膜,牵拉性视网膜脱离

Ⅱ 后极部视网膜前机化膜

Ⅲ 黄斑区视网膜脱离

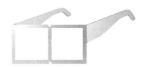

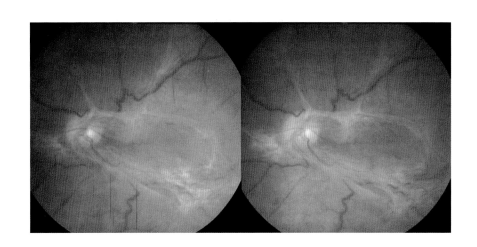

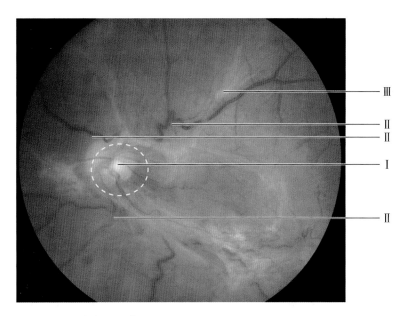

图 4-26 玻璃体机化膜

Ⅰ 后极部视盘,血管弓玻璃体机化膜,牵拉性视网膜脱离

Ⅱ 被牵拉扭曲的视网膜血管

Ⅲ 玻璃体机化膜延伸至中周部

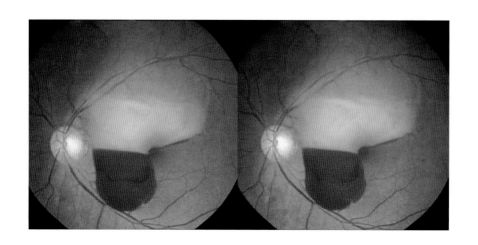

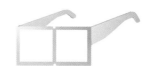

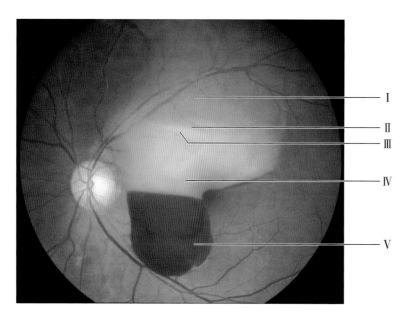

图 4-27　视网膜前舟状出血

Ⅰ 血浆层

Ⅱ 血小板层

Ⅲ 白细胞层

Ⅳ 还原血红蛋白层

Ⅴ 含氧红细胞层

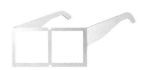

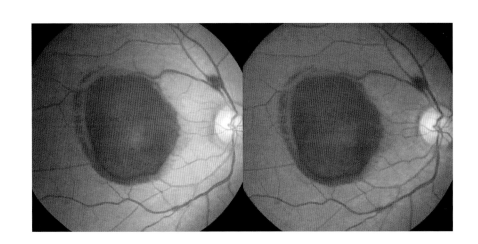

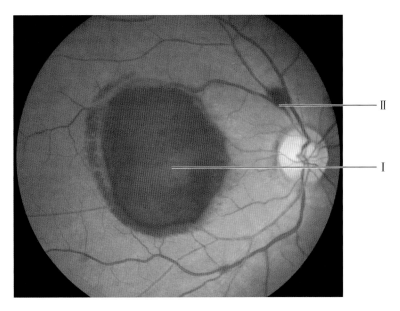

图 4-28　内界膜下出血

Ⅰ 黄斑前内界膜下出血

Ⅱ 视网膜火焰状出血

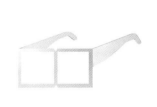

第五章

视 盘 疾 病

视盘位于黄斑鼻侧 3mm,约 1.5mm×1.75mm 大小,境界清楚,近似圆盘状结构,约 100 万～120 万神经节细胞由此汇集出眼球。中央小凹陷区称为视杯(图 5-1)。视盘中央有视网膜动、静脉进出,分布在视网膜上。视盘周围神经纤维缺少 Müller 细胞,其前无内界膜结构,同时由于失去 Müller 细胞的束缚,视盘水肿主要在视盘边缘明显,无周围视网膜的水肿。

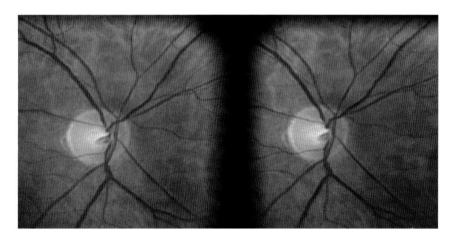

图 5-1 正常视盘

视盘是视神经的球内段,其血供主要为:最表层的神经纤维由视网膜中央动脉的毛细血管供应;筛板及筛板前区的血供主要来自 Zinn-Haller 动脉环;筛板后区的视神经主要来自软鞘膜和睫状后短动脉分支供应。

视盘血供在荧光素眼底血管造影下,可分为三层。第一层是深层朦胧荧光,其位于深层,无法辨认毛细血管形态,任何染料进入视网膜中央动脉之前已经出现,可代表筛板平面或者筛板前的毛细血管丛。第二层是浅层葡萄串状荧光,相当于筛板前的毛细血管,可以分辨出毛细血管。前两者均不超过视盘边界。第三层是乳头上表层辐射状毛细血管,位置表浅,是静脉,在小动脉充盈后再出现。有人认为它属于视盘周围辐射状毛细血管(RPC)的一部分。RPC 是从视盘发出向四周辐射状走行的平直的毛细血管丛,位于视网膜的最表层,荧光血管造影可见其跨越主干静脉之上,彼此很少吻合,只有少数的微动脉供血点。RPC 回流到视盘上静脉的称为视盘表层辐射状毛细血管(REC),回流到视网膜静脉的称为乳头周围固有辐射状毛细血管(RPC Proper)。

视盘的立体照相是认读视神经形态的重要方法。由于立体照相可以判读视盘区域的空间位置,因此可以更直观地了解视盘的起伏以及各个层面之间的相互关系。与传统的视神经照相比较,立体照相可以更准确地了解视盘的高度、盘沿凹陷的程度和范围、血管性病变的层次、占位的深浅等。这对于青光眼性视神经病变、视盘水肿、视盘占位、视盘发育不良等疾病的判读十分重要。

不仅在诊断方面,视神经照相还可以更加敏感和客观地监测病情的进展。在青光眼的病情随访中,视神经照相分析是重要的监测手段。由于传统的视神经照片受很多因素影响,例如照相的取像角度、曝光的强弱差异等,因此在随访过程中难以察觉早期的差异,甚至导致误诊。因此需要更客观的照相方式,提高对"差异"检测的敏感性和特异性。立体视神经照相由于采用了视差的成像原理,受到光线强弱和观察角度的影响更小,因此更适于监测病情的变化。在青光眼的诊断和随访中,立体视神经照相被公认为金标准。

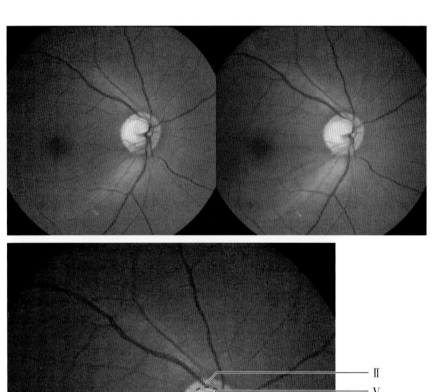
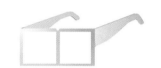

图 5-2 正常视盘 ISN'T 规则

Ⅰ 下方盘沿:最宽

Ⅱ 上方盘沿:次之

Ⅲ 鼻侧盘沿:第三窄

Ⅳ 颞侧盘沿:最窄

Ⅴ 视杯

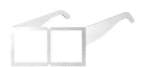

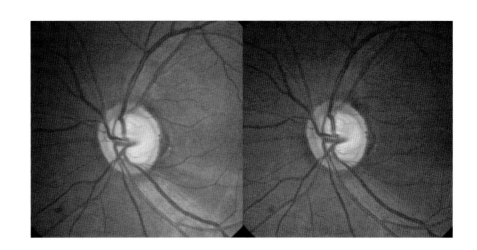

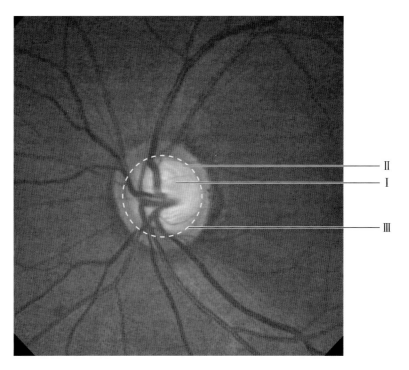

图 5-3　青光眼杯盘比改变

Ⅰ 杯盘比约 0.8

Ⅱ 下方盘沿变窄

Ⅲ 视杯边缘血管屈膝状爬出

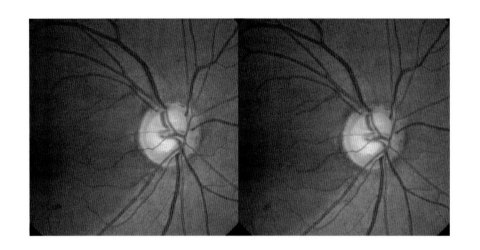

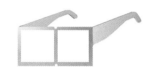

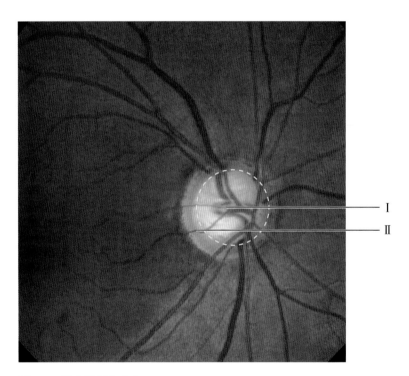

图 5-4 青光眼视盘改变

Ⅰ 视杯范围,杯盘比 0.7,视杯周围呈挖掘状改变

Ⅱ 血管呈屈膝状爬出

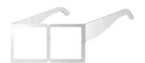

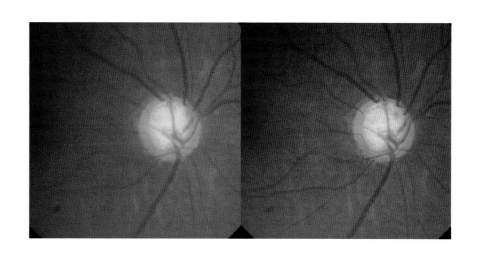

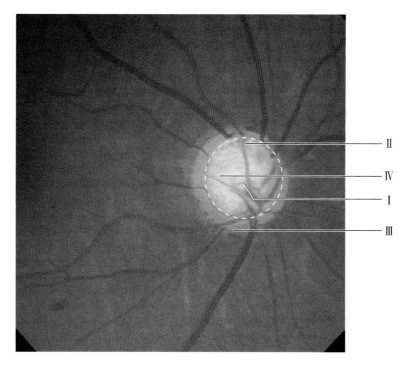

图 5-5　青光眼视盘改变
Ⅰ 杯盘比近 0.9
Ⅱ 上方盘沿消失
Ⅲ 血管屈膝状爬出
Ⅳ 透见筛板孔

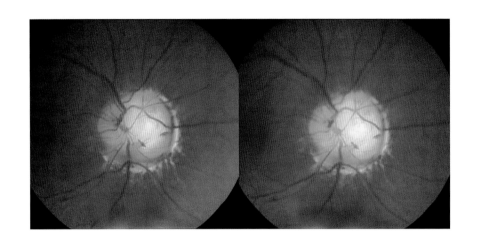

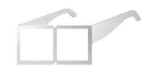

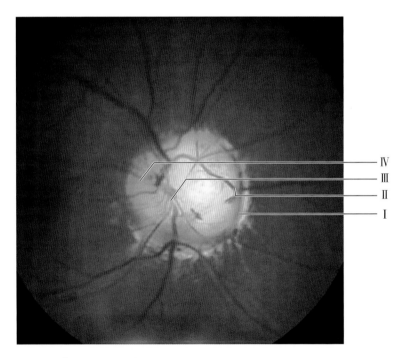

图 5-6　青光眼视盘改变

Ⅰ 颞侧盘沿消失

Ⅱ 血管屈膝状爬出

Ⅲ 动脉血管分叉处

Ⅳ 残留盘沿

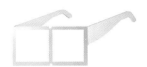

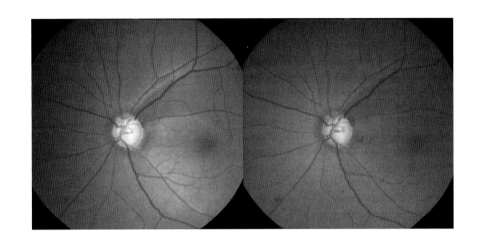

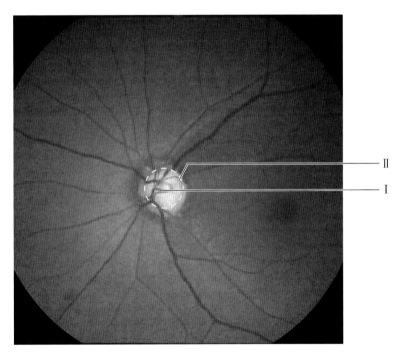

图 5-7 青光眼视盘改变
Ⅰ 杯盘比扩大,约 0.8
Ⅱ 此处盘沿消失

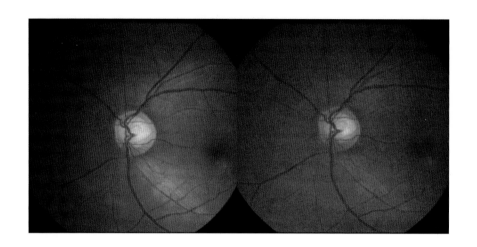

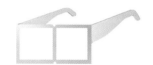

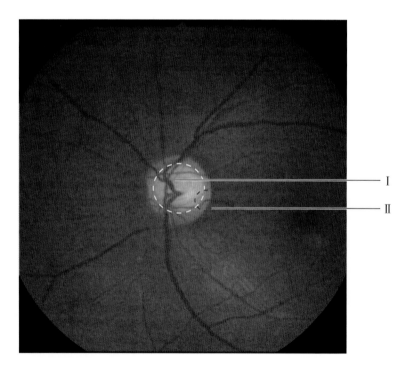

图 5-8 青光眼视盘改变
Ⅰ 杯盘比扩大，约 0.7
Ⅱ 盘沿切迹

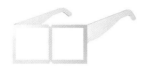

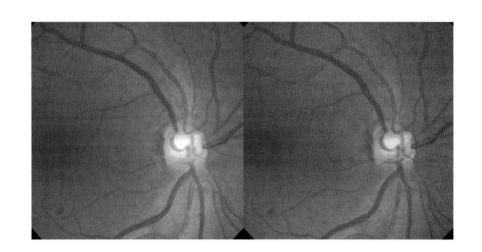

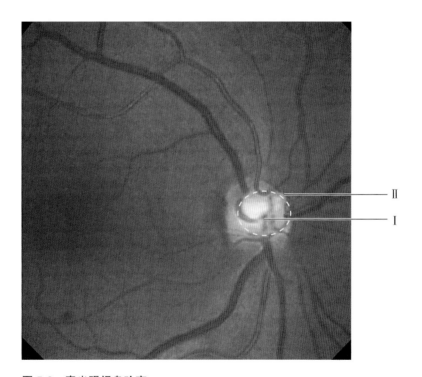

图 5-9　青光眼视盘改变

Ⅰ 杯盘比扩大,约 0.9

Ⅱ 此处盘沿消失

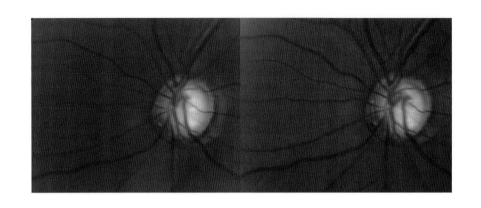

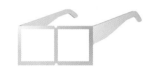

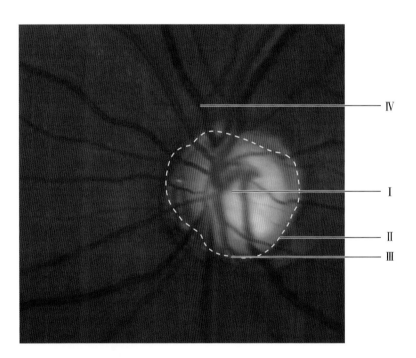

图 5-10　青光眼视盘改变

Ⅰ 杯盘比扩大,近 0.9

Ⅱ 颞下盘沿消失

Ⅲ 视网膜动静脉屈膝状爬出

Ⅳ 视盘内血管颜色同视盘外血管颜色截然不同

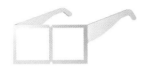

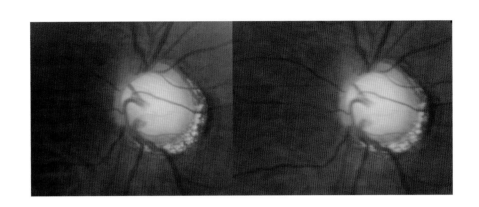

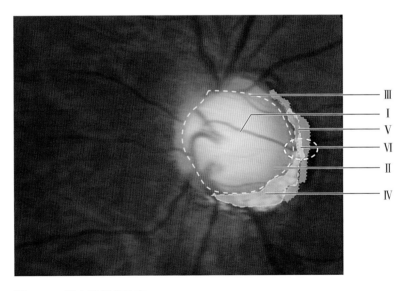

图 5-11 青光眼视盘改变

Ⅰ 杯盘比扩大,约 0.9

Ⅱ 颞侧盘沿消失

Ⅲ 多处血管屈膝状爬出

Ⅳ 脉络膜萎缩,暴露巩膜和脉络膜血管(β区)

Ⅴ 位于外围的不规则高、低色素区(α区)

Ⅵ 此分支动脉血管呈阶梯状爬出

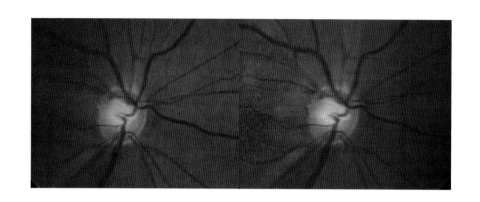

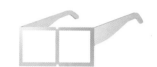

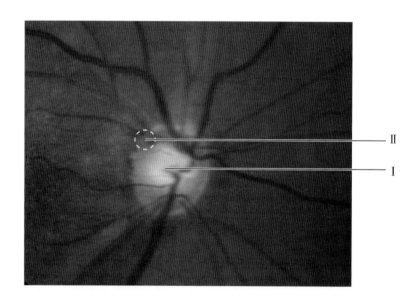

图 5-12　青光眼视盘改变

Ⅰ 杯盘比扩大,约 0.6

Ⅱ 视盘边缘小片状出血

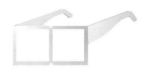

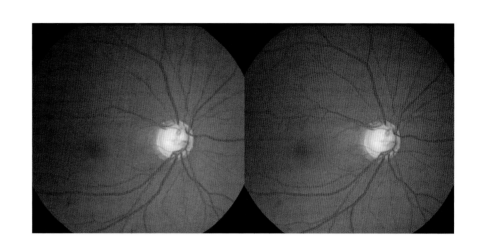

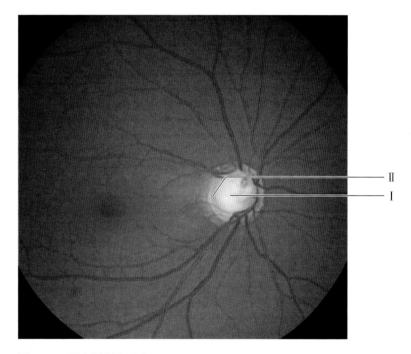

图 5-13 青光眼视盘改变

Ⅰ 杯盘比扩大,约 0.8

Ⅱ 颞侧视神经苍白

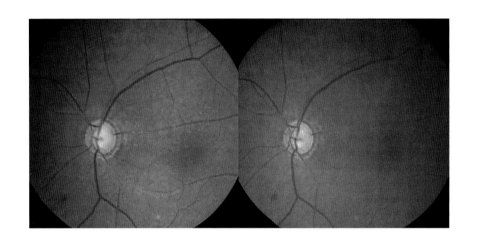

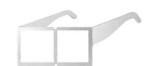

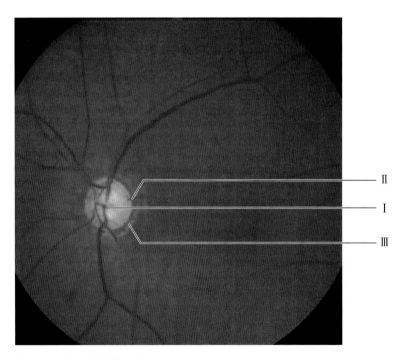

图 5-14　青光眼视盘改变

Ⅰ 杯盘比扩大, 约 0.8

Ⅱ 视网膜动脉血管屈膝状爬出

Ⅲ 颞下方盘沿消失

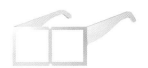

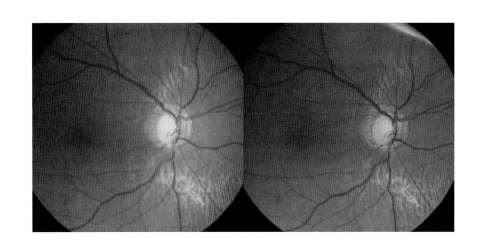

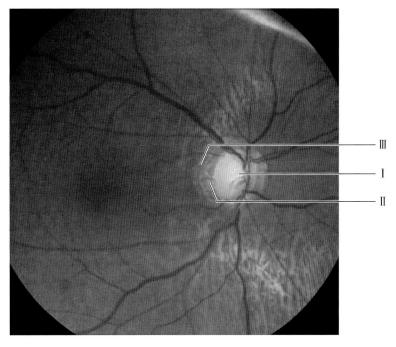

图 5-15 青光眼视盘改变
Ⅰ 青光眼绝对期,杯盘比约 1.0,视盘苍白
Ⅱ β 区
Ⅲ α 区

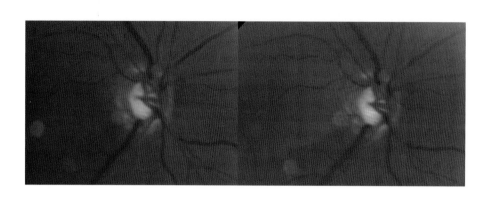

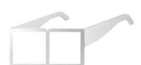

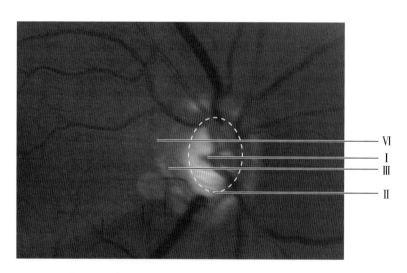

图 5-16　青光眼视盘改变

Ⅰ 杯盘比扩大,约 0.8

Ⅱ 下方盘沿消失(切迹)

Ⅲ β 区

Ⅳ α 区

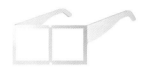

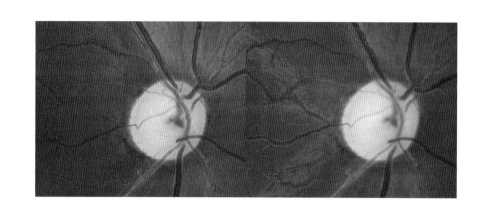

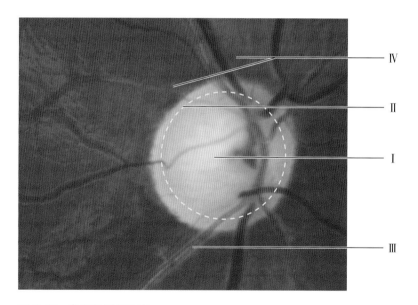

图 5-17 青光眼视盘改变

Ⅰ 杯盘比扩大,约 0.9

Ⅱ 盘沿消失

Ⅲ 动脉血管变细,血管白鞘

Ⅳ 多处神经纤维变薄

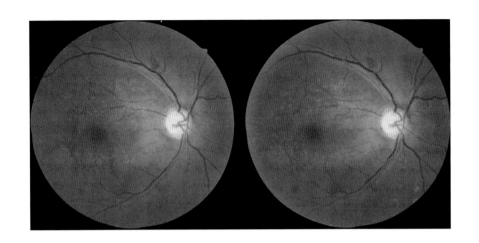

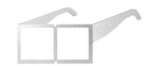

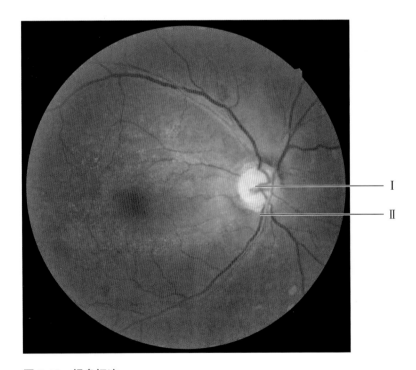

图 5-18　视盘切迹

Ⅰ 杯盘比扩大,约 0.8

Ⅱ 下方视盘切迹

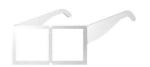

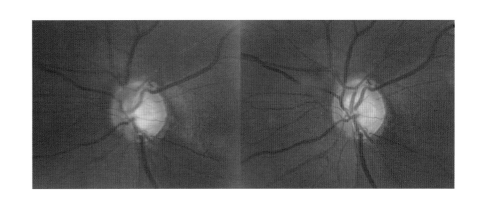

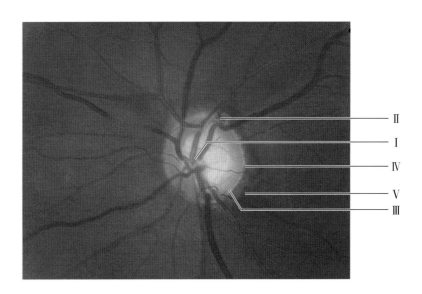

图 5-19 青光眼视盘改变

Ⅰ 杯盘比扩大,接近 0.9

Ⅱ 颞上切迹

Ⅲ 颞下切迹

Ⅳ β 区

Ⅴ α 区

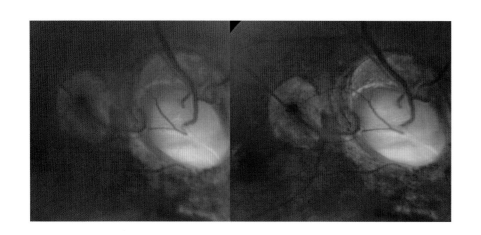

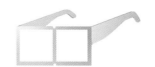

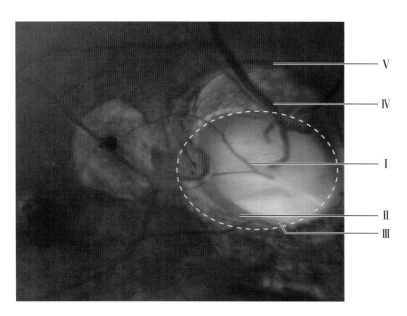

图 5-20　视盘发育异常合并青光眼

Ⅰ 视盘斜入

Ⅱ 杯盘比大,约 0.8

Ⅲ 视杯加深

Ⅳ β 区

Ⅴ α 区

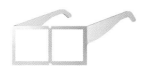

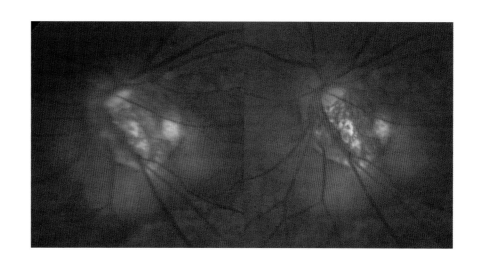

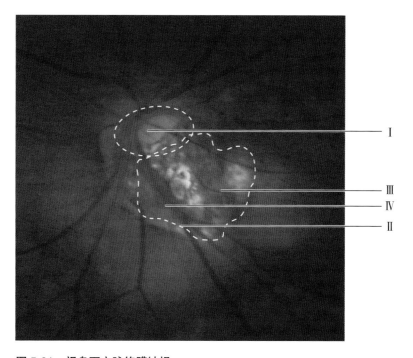

图 5-21 视盘下方脉络膜缺损

Ⅰ 视盘斜入
Ⅱ 脉络膜缺损区
Ⅲ 残膜
Ⅳ 笔直走行的血管

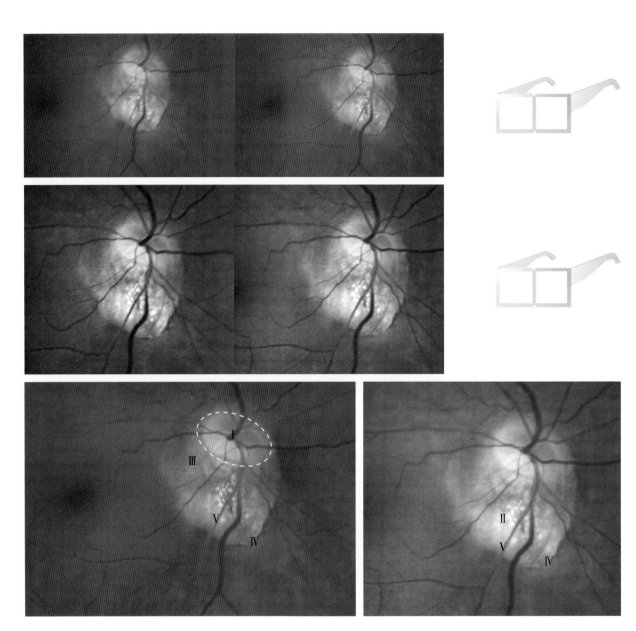

图 5-22 视盘下方脉络膜缺损

Ⅰ 倾斜的视盘

Ⅱ 裸露的脉络膜

Ⅲ 斑驳的脉络膜色素

Ⅳ 缺损的脉络膜边缘,呈挖掘状

Ⅴ 视网膜动脉变细,血流变缓

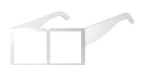

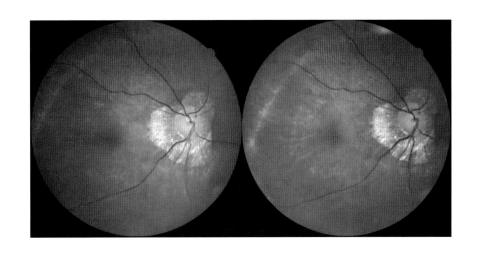

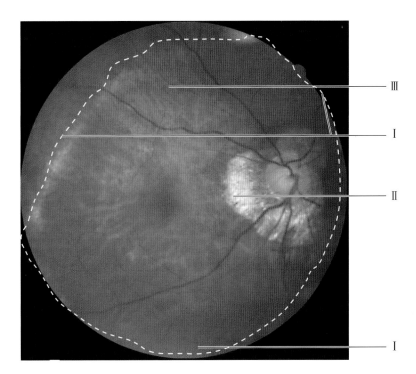

图 5-23　近视眼视盘改变

Ⅰ 脉络膜葡萄肿大致边界

Ⅱ 脉络膜萎缩弧

Ⅲ 豹纹状眼底

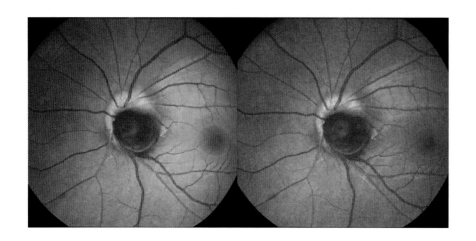

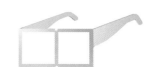

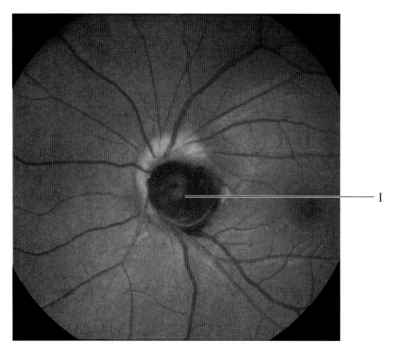

图 5-24 视盘黑色素细胞瘤
I 视盘黑色素瘤，隆起较高

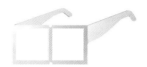

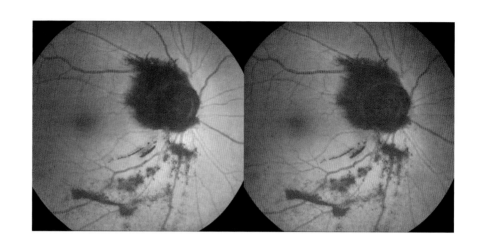

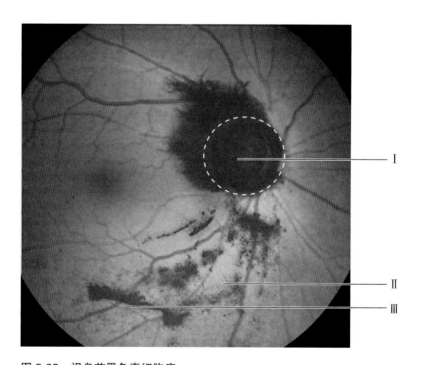

图 5-25　视盘前黑色素细胞瘤

Ⅰ 视盘前黑色素瘤,完全覆盖视盘

Ⅱ 玻璃体播散的色素细胞

Ⅲ 贴近视网膜的色素增生

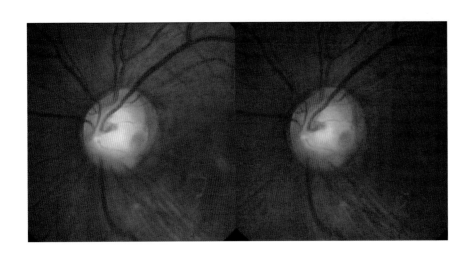

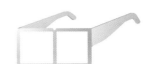

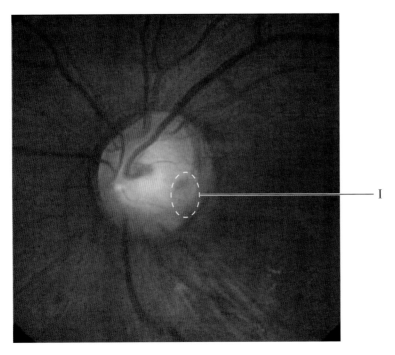

图 5-26　视盘小凹

I 视盘小凹

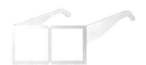

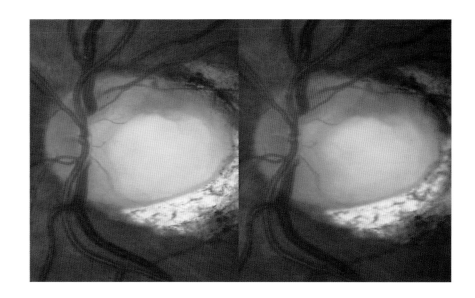

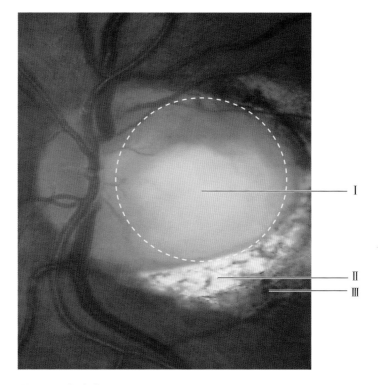

图 5-27 视盘小凹

Ⅰ 视盘小凹,约 3/4PD 大小

Ⅱ 脉络膜缺损区

Ⅲ 脉络膜色素稀少

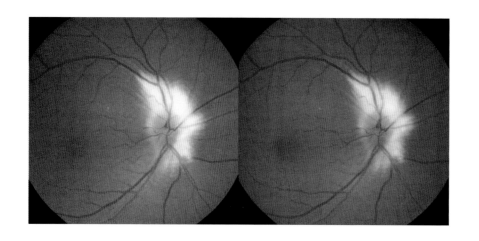

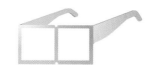

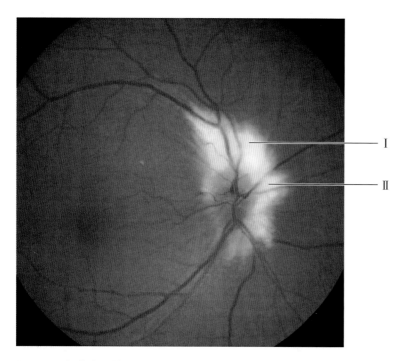

图 5-28　视盘有髓神经纤维

Ⅰ 视盘周围呈羽毛状的有髓神经纤维

Ⅱ 部分血管被纤维淹没

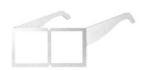

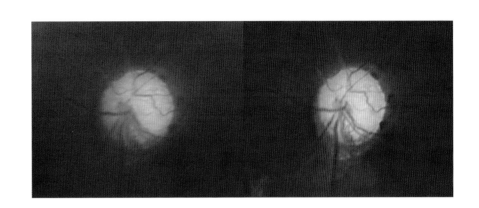

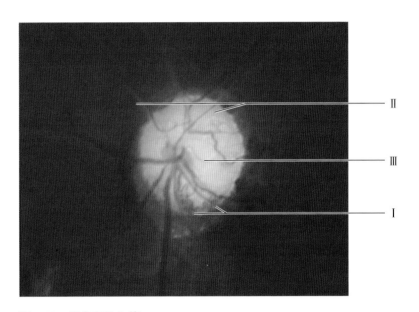

图 5-29 视盘新生血管
Ⅰ 视盘新生血管
Ⅱ 动脉变细,血管白鞘
Ⅲ 视神经萎缩,苍白

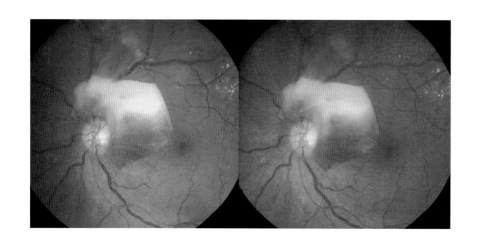

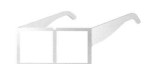

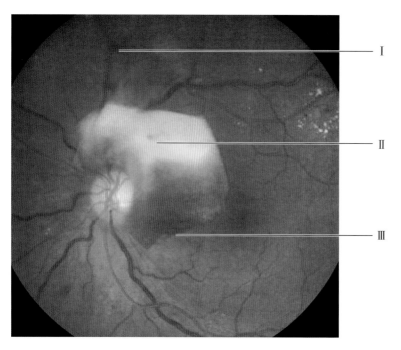

图 5-30　视盘前玻璃体积血

Ⅰ 视网膜新生血管

Ⅱ 陈旧玻璃体积血

Ⅲ 新鲜玻璃体积血

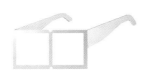

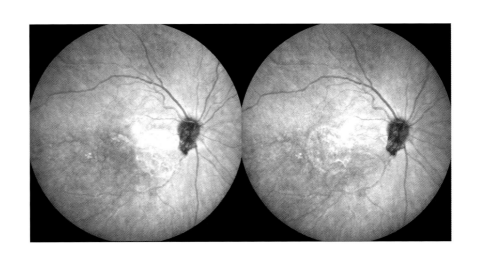

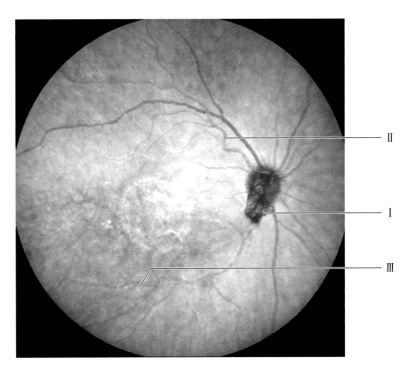

图 5-31　视盘新生血管

I 视盘呈蝴蝶状新生血管

II 扭曲的动脉

III 静脉末梢扩张

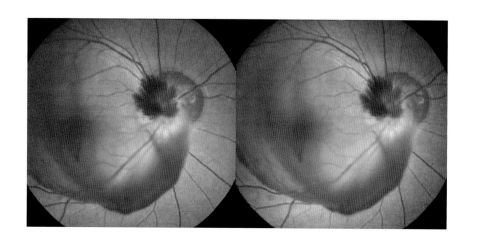

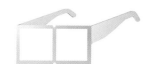

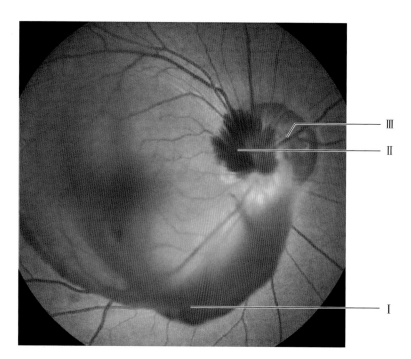

图 5-32 视盘出血

I 玻璃体积血

II 视盘表层出血

III 视盘深层出血

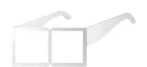

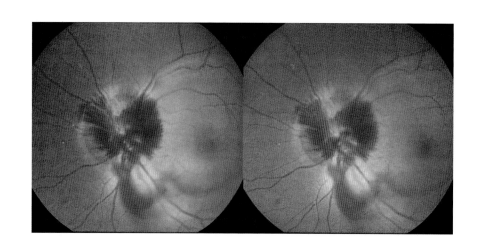

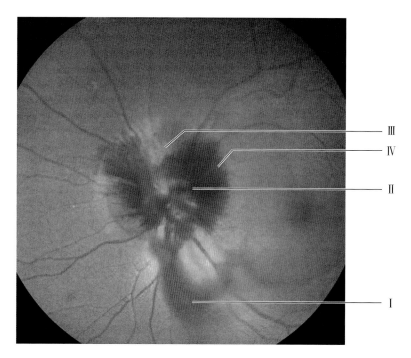

图 5-33 视盘前出血

Ⅰ 玻璃体积血

Ⅱ 视网膜浅层出血

Ⅲ 隆起增厚的玻璃体后皮质,反光强

Ⅳ 视网膜深层出血

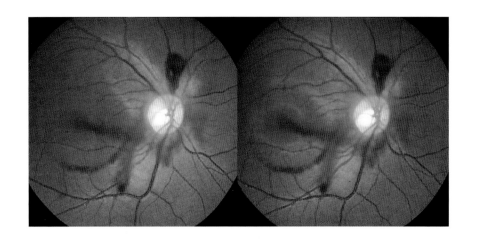

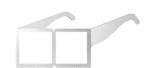

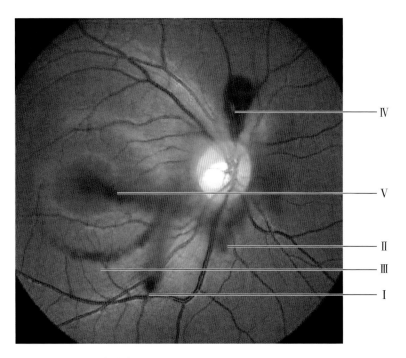

图 5-34　不同层次的出血

Ⅰ 玻璃体积血

Ⅱ 玻璃体积血,靠近视网膜

Ⅲ 视网膜下出血,浅层

Ⅳ 视网膜下出血,深层

Ⅴ 视网膜下出血,最外层

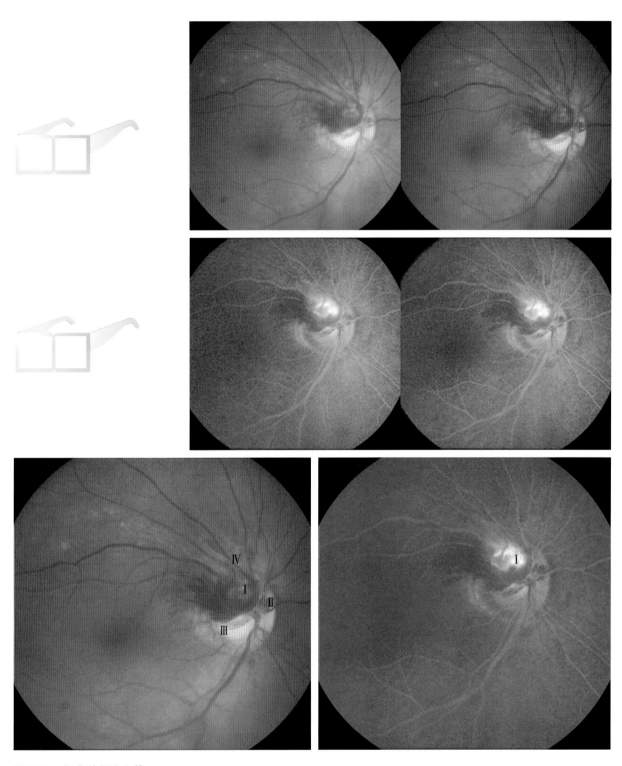

图 5-35　视盘前新生血管

Ⅰ 视盘新生血管

Ⅱ 浅层出血

Ⅲ 深层出血

Ⅳ 视网膜内静脉扩张

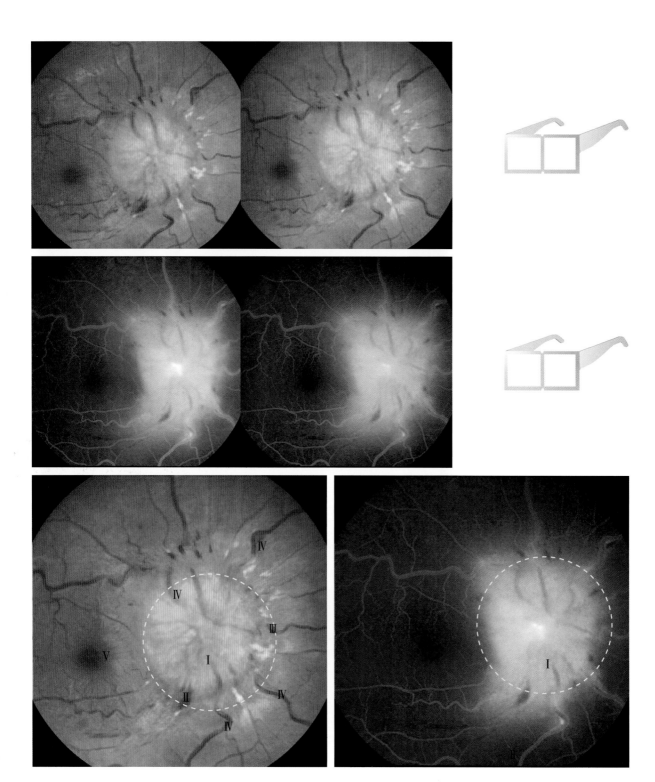

图 5-36　视盘水肿

Ⅰ 视盘高度隆起

Ⅱ 视网膜浅层火焰状出血

Ⅲ 视网膜浅层渗出

Ⅳ 周围动静脉扭曲

Ⅴ 近黄斑区神经纤维层间放射状渗出

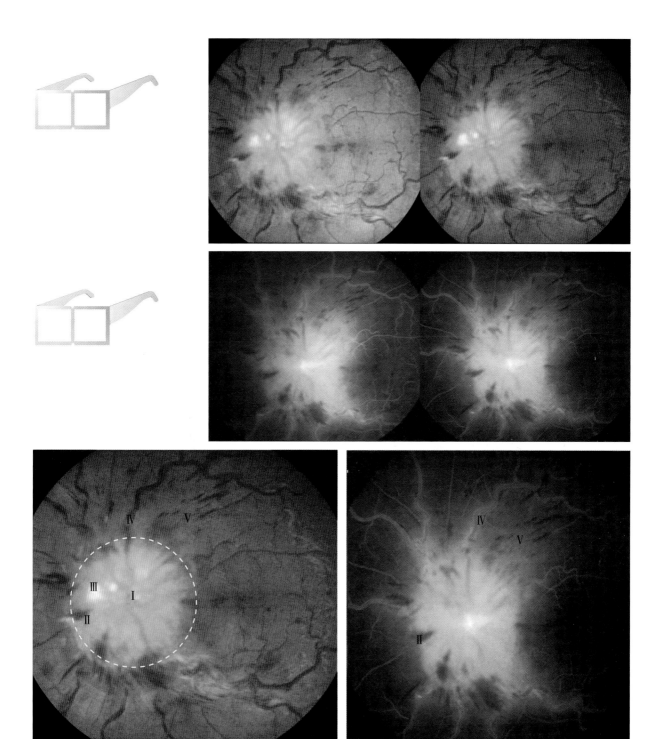

图 5-37 视盘水肿

Ⅰ 视盘高度隆起,蓬松状

Ⅱ 视盘表层线状出血

Ⅲ 视盘灰白色渗出

Ⅳ 视网膜静脉迂曲扩张

Ⅴ 视网膜动脉变细

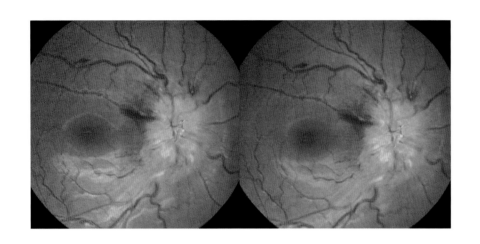

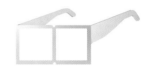

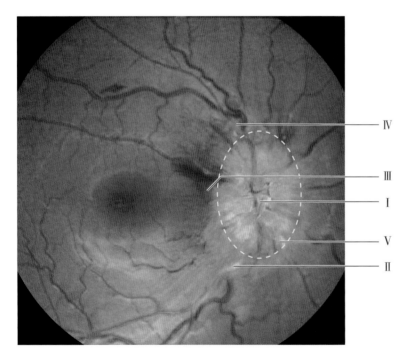

图 5-38　视盘水肿

Ⅰ 视盘弥漫水肿,隆起,淹没血管

Ⅱ 隆起的动脉

Ⅲ 视盘边缘火焰状出血

Ⅳ 隆起的静脉,迂曲扩张

Ⅴ 片状渗出

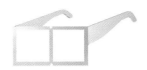

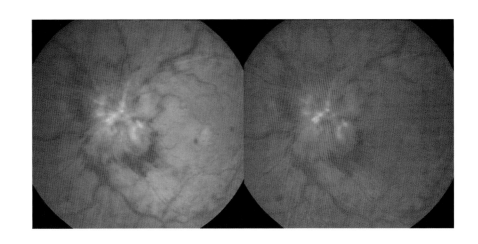

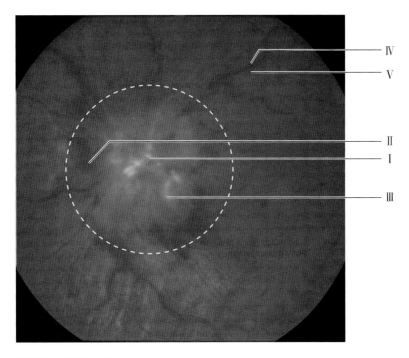

图 5-39 视盘水肿

Ⅰ 视盘重度水肿,高度隆起

Ⅱ 视盘表面出血

Ⅲ 视盘渗出

Ⅳ 视网膜各分支静脉扩张,迂曲

Ⅴ 视网膜动脉白线

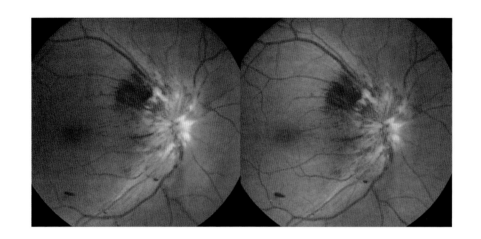

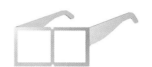

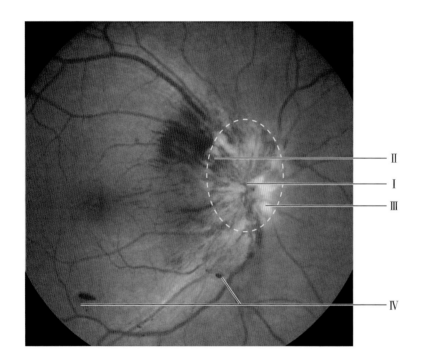

图 5-40　视盘血管炎

Ⅰ 视盘表面大量火焰状出血,视盘水肿

Ⅱ 视盘表面出血

Ⅲ 出血下方灰白色渗出

Ⅳ 多个小片状玻璃体积血

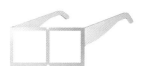

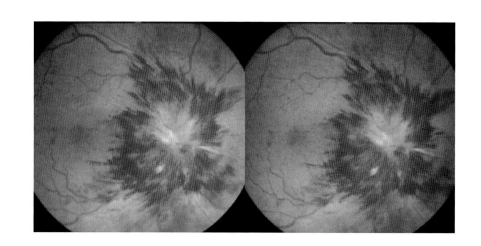

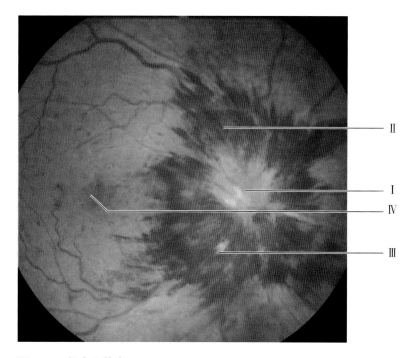

图 5-41 视盘血管炎

Ⅰ 视盘表面大量火焰状出血，视盘水肿

Ⅱ 视盘表面出血

Ⅲ 浅层灰白色渗出

Ⅳ 黄斑水肿

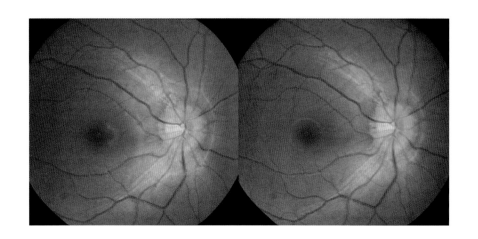

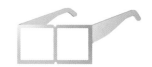

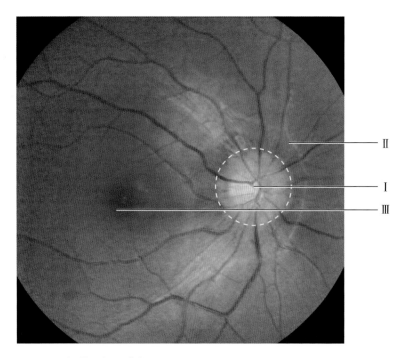

图 5-42　视神经视网膜炎

Ⅰ 视盘水肿　轻度

Ⅱ Paton 线

Ⅲ 黄斑隆起区, 视网膜隆起

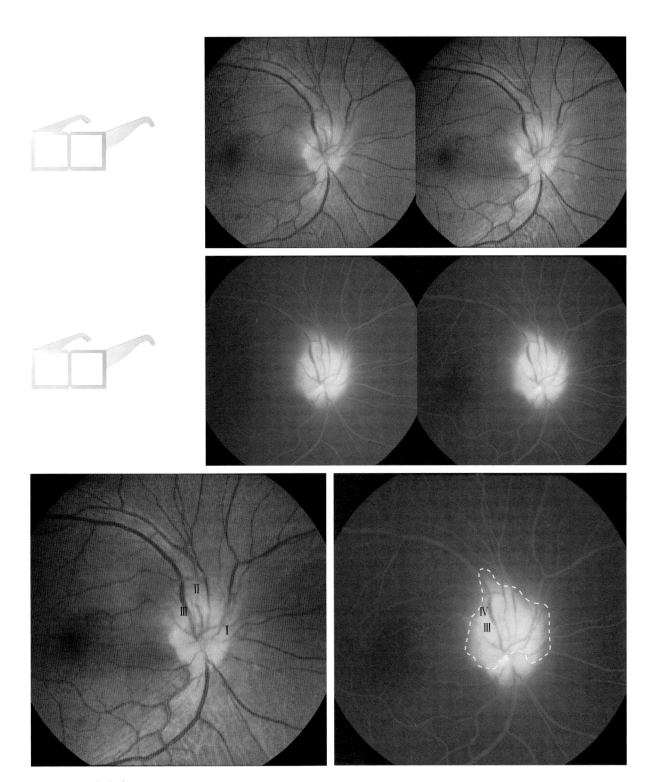

图 5-43 视盘水肿

I 上半侧视盘水肿

II 上支动脉隆起,部分淹没在水肿神经纤维中,颜色浅

III 视盘静脉迂曲,色深

IV 造影显示视盘水肿大致范围

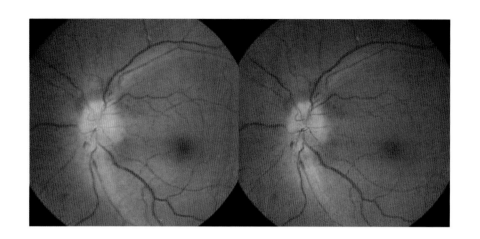

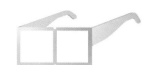

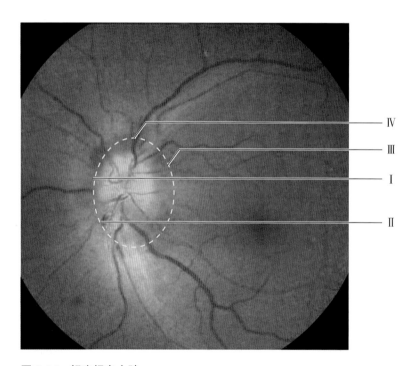

图 5-44 轻度视盘水肿

I 视盘水肿大致范围

II 浅层出血

III 深层出血

IV 动静脉迂曲,动脉色略淡,静脉略扩张

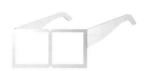

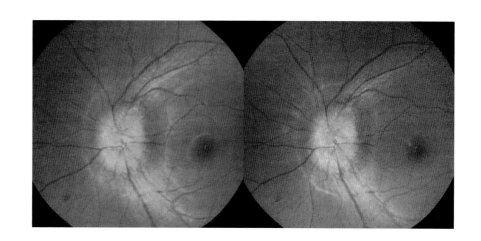

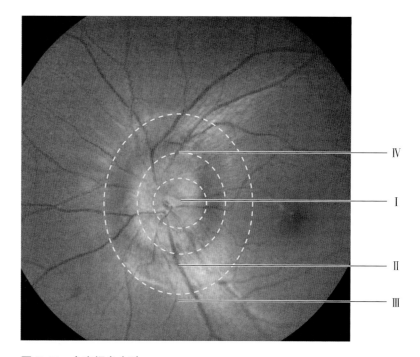

图 5-45　中度视盘水肿

Ⅰ 视盘水肿　顶部

Ⅱ 视盘水肿　底部

Ⅲ Paton 线

Ⅳ 水肿浅层出血

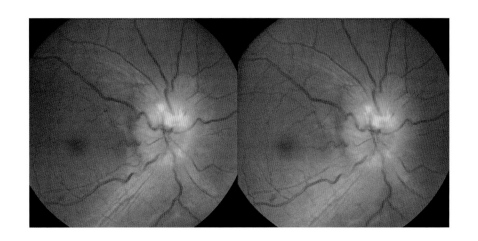

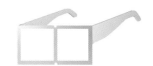

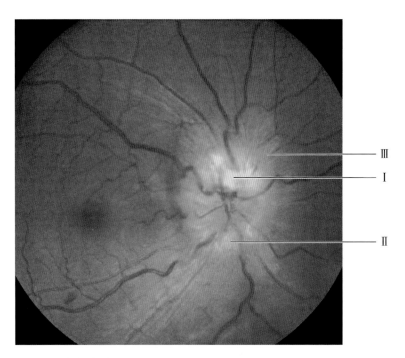

图 5-46　视盘水肿

Ⅰ 较高隆起区

Ⅱ 较低隆起区

Ⅲ 视盘边缘线状出血

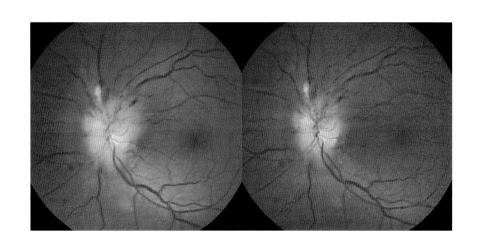

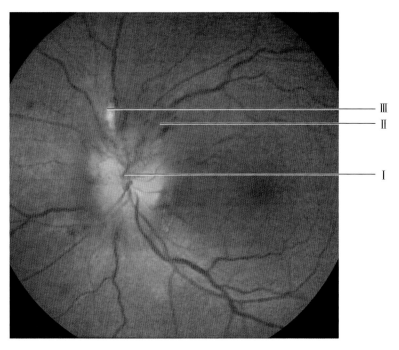

图 5-47 视盘水肿

I 视盘弥漫隆起,呈伞状

II 线状出血

III 渗出

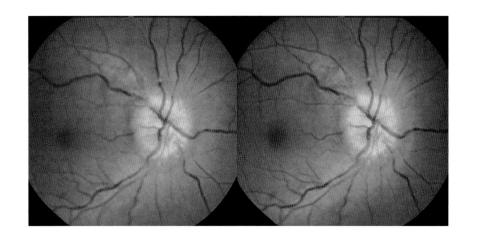

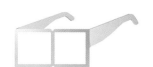

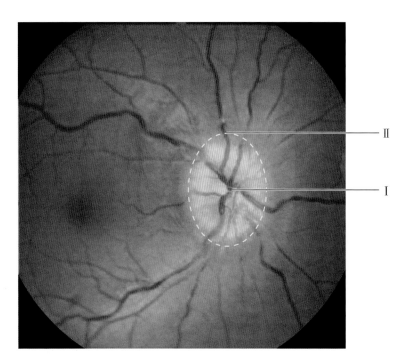

图 5-48　视盘水肿

Ⅰ 视盘单纯水肿,轻度隆起

Ⅱ 可见静脉血栓(可疑)

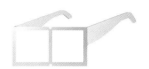

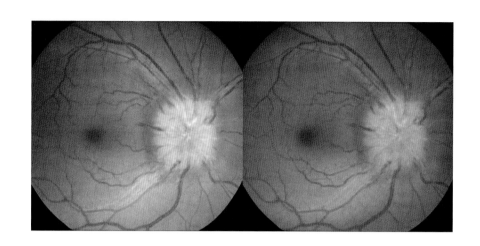

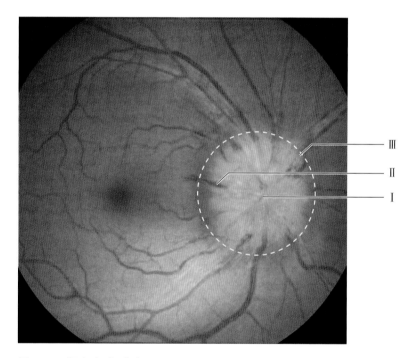

图 5-49 视盘水肿 中度

Ⅰ 视盘水肿隆起（中度）

Ⅱ 视盘表面线状出血

Ⅲ 视网膜血管爬行

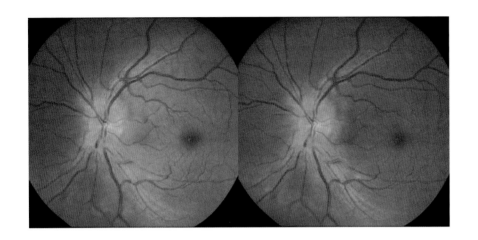

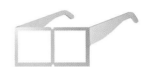

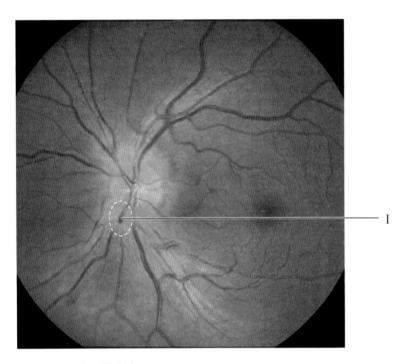

图 5-50　视盘局限水肿

I　视盘局限水肿

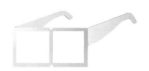

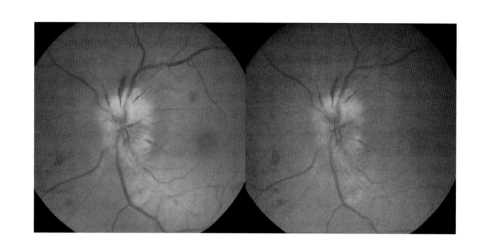

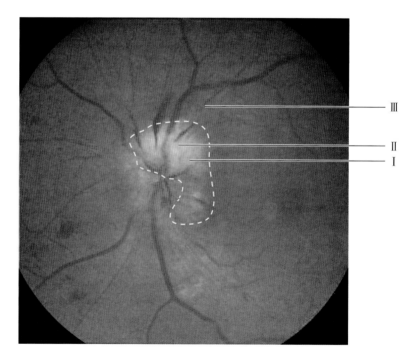

图 5-51 视盘水肿

Ⅰ 视盘部分水肿

Ⅱ 视盘表面出血

Ⅲ 动脉血管变细，节段白鞘

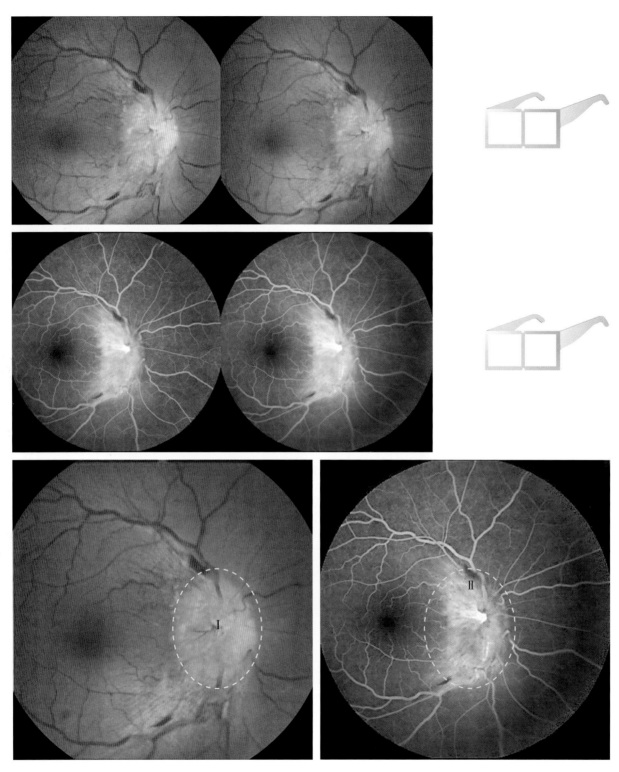

图 5-52 视盘水肿

Ⅰ 视盘水肿重度

Ⅱ 视盘表层出血

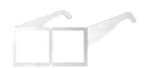

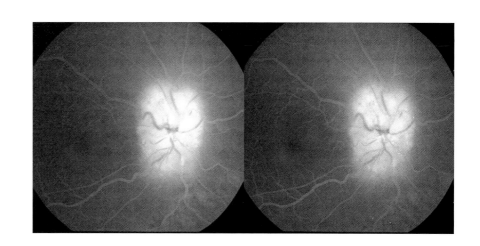

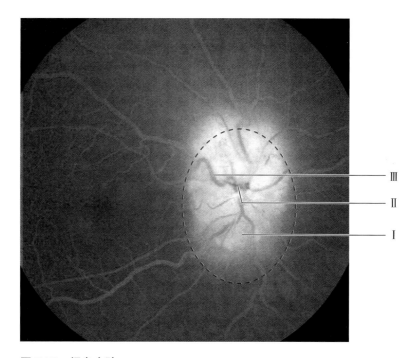

图 5-53　视盘水肿

Ⅰ 视盘弥漫水肿,隆起

Ⅱ 视盘表层遮挡荧光(出血)

Ⅲ 高低起伏的静脉

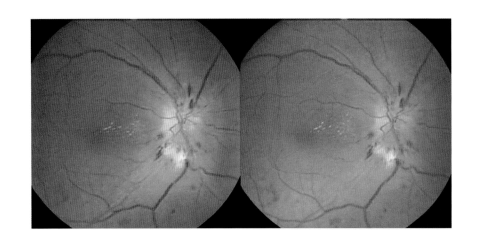

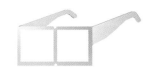

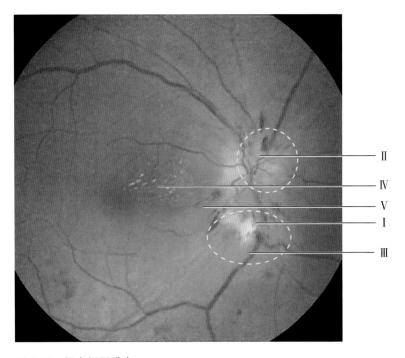

图 5-54　视盘视网膜炎

Ⅰ 视盘下方水肿隆起，出血

Ⅱ 视盘上方水肿隆起，出血

Ⅲ 视盘上灰白渗出

Ⅳ 视网膜层间渗出

Ⅴ 透见深层血管白线

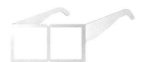

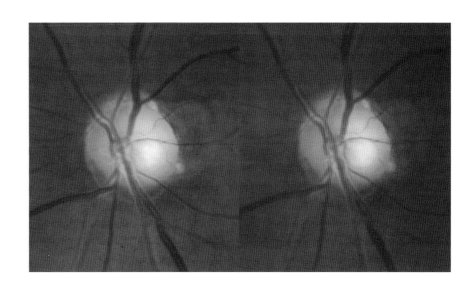

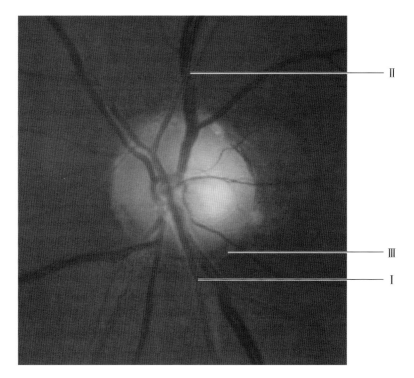

图 5-55 高血压视盘病变
Ⅰ 视盘血管白鞘（陈旧渗出）
Ⅱ Salus 征，A/V 比 1：3
Ⅲ 视盘血管稀少

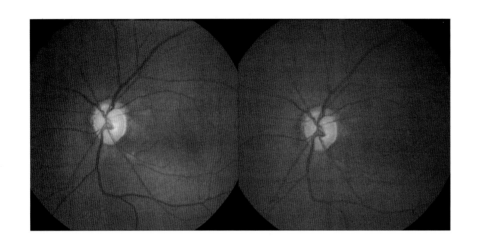

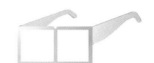

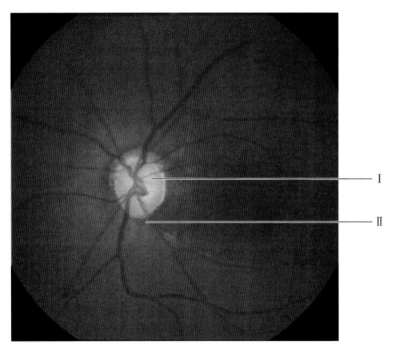

图 5-56 视神经萎缩

Ⅰ 视神经萎缩,苍白色

Ⅱ 视网膜血管斜行走出

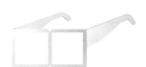

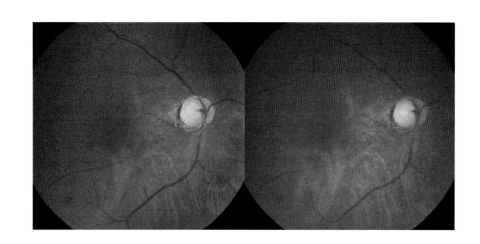

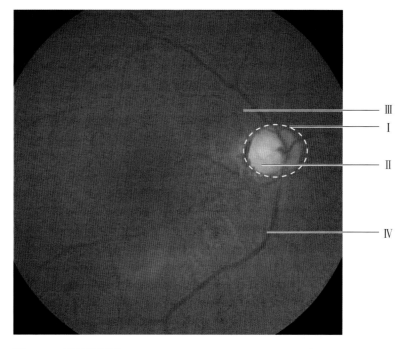

图 5-57　视神经萎缩

Ⅰ 视神经萎缩,颜色苍白,周围神经萎缩

Ⅱ 苍白区扩大

Ⅲ 视网膜动脉变细

Ⅳ 视网膜静脉扩张

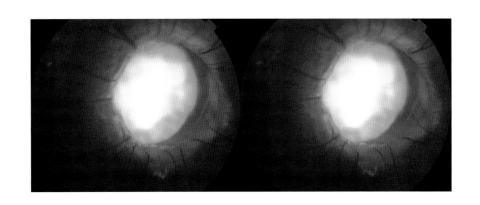

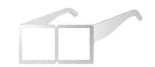

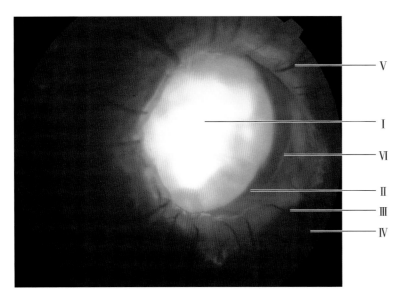

图 5-58　牵牛花综合征

Ⅰ 深不见底的视杯

Ⅱ 筛板后视神经鞘

Ⅲ 巩膜环

Ⅳ 脉络膜环

Ⅴ 视网膜血管爬出

Ⅵ 薄层半透明筛板组织

第六章

脉络膜疾病

脉络膜位于色素上皮 -Bruch 膜复合体和巩膜壁之间的一种富含血管和色素的组织，前至锯齿缘，后达视神经。脉络膜呈略浅的暗褐色，形似海绵，厚度在后部为 0.22mm，前部为 0.10~0.15mm。脉络膜在显微镜下分为四层，由外向内分别为脉络膜上腔、基质层、脉络膜毛细血管层和 Bruch 膜。

脉络膜上腔其实并无固定的腔隙，是含色素的巩膜和脉络膜基质层的一过渡区，由胶原纤维，弹力纤维，纤维细胞，黑色素细胞，神经节细胞和神经丛组成。脉络膜通过前部无序而后部呈垂直分布的束状结缔组织附着于巩膜。脉络膜上腔除有血管穿过外其本身无血管。

基质层主要由血管、胶原纤维和神经纤维组成。大血管层（Haller 层）为外层，由管径较宽的动脉和静脉，及色素细胞神经纤维组成。Haller 层动脉属于典型的小动脉，有内弹力层和平滑肌，没有微孔。中血管层（Sattler 层）位于 Haller 层内侧，血管高度缠绕，其血管也没有微孔。

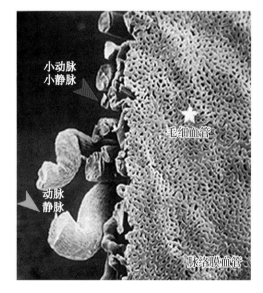

图 6-1　脉络膜各层血管
蓝箭头：脉络膜大血管（Haller 层）；红箭头：中层血管（Sattler 层）；黄星号：微血管层

脉络膜毛细血管层富含毛细血管，其管径较身体其他部位毛细血管管径更大，40~60μm，一次可以通过 2~3 个红细胞。毛细血管管壁有多重微孔，尤其是内侧。脉络膜毛细血管是一个功能独立的小叶嵌合体，呈小叶状、梭状以及梯形状。脉络膜小动脉发出前毛细血管小动脉，单独供应某一脉络膜毛细血管单位。静脉的引流起于每一个脉络膜毛细血管供应区周边，然后转入脉络膜静脉血管。

Bruch 膜也称为玻璃膜，中央区厚度约 2μm，视盘周围 2~4μm，周边为 1~2μm。Bruch 膜电镜下由外向内分为脉络膜毛细血管基底膜（约 0.14μm 厚），外胶原纤维层（约 0.7μm 厚），弹力纤维层（约 0.8μm 厚），内胶原纤维层（约 1.5μm 厚）和色素上皮基底膜层（约 0.3μm 厚）（图 6-2）。

脉络膜血管供应来自眼动脉发出的睫状后长动脉（供应睫状体和前部脉络膜）和睫状后短动脉（10~20 支）。睫状后短动脉是形成脉络膜循环的主要血流。脉络膜循环是全身血流流速最高的微循环之一，就每克组织而言，其血流是流经肾皮质血流的 4 倍以上，任一时间内，眼球 70% 以上的血液蕴含在脉络膜毛细血管。脉络膜独特的结构可以使其具有散热作用，滋养视网膜色素上皮并将营养传送到内核层外段。

脉络膜的病变主要有肿瘤,如脉络膜黑色素瘤,转移癌,血管瘤,脉络膜骨瘤以及血液型肿瘤;血管性病变如脉络膜渗漏,新生血管膜等;炎性病变如葡萄膜炎,中心性浆液性脉络膜视网膜病变,VKH 等;其他如脉络膜上腔出血等。

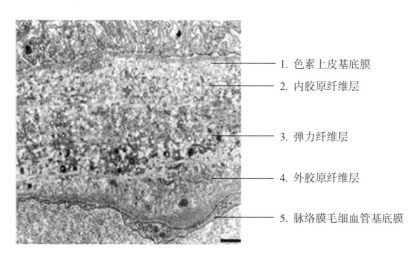

- 1. 色素上皮基底膜
- 2. 内胶原纤维层
- 3. 弹力纤维层
- 4. 外胶原纤维层
- 5. 脉络膜毛细血管基底膜

图 6-2 Bruch 膜结构

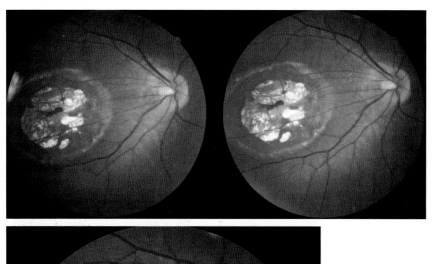

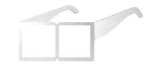

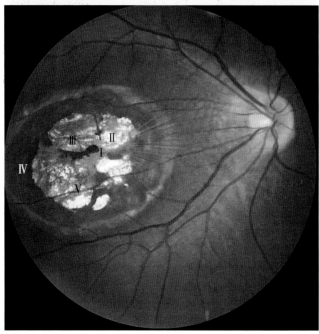

图 6-3 先天性脉络膜缺损

Ⅰ 点状瘢痕,牵引视网膜呈放射状

Ⅱ 暴露巩膜

Ⅲ 可见多支粗大脉络膜血管

Ⅳ 缺损周围色素增生

Ⅴ 悬浮的视网膜颞下分支动脉

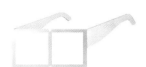

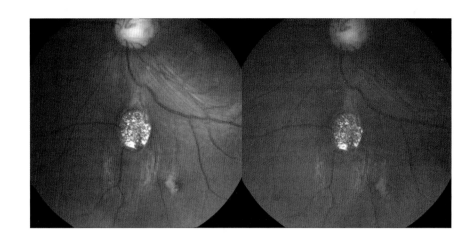

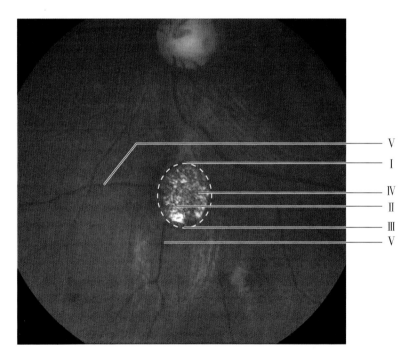

图 6-4　脉络膜缺损

Ⅰ 脉络膜萎缩,坑状改变

Ⅱ 斑驳状色素,透见脉络膜大血管

Ⅲ 悬浮的色素增生

Ⅳ 跨越坑部的动脉血管

Ⅴ 伸入坑内隐匿的血管,其近视盘端无法跟踪

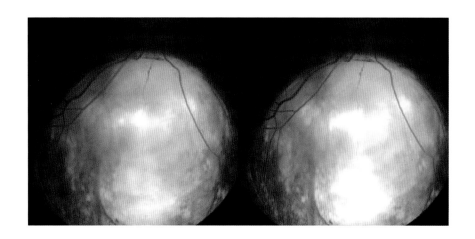

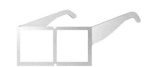

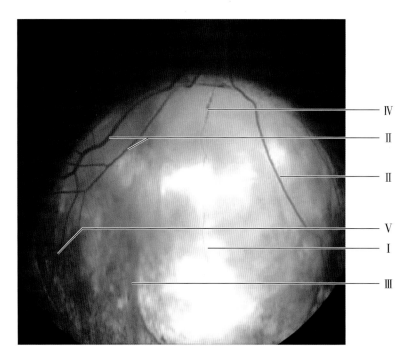

图 6-5　先天性脉络膜缺损

Ⅰ　视盘下方大面积脉络膜缺损,透见巩膜

Ⅱ　悬空的视网膜血管

Ⅲ　缺损边缘脉络膜大血管

Ⅳ　悬垂的视网膜血管

Ⅴ　缺损边缘色素斑驳状

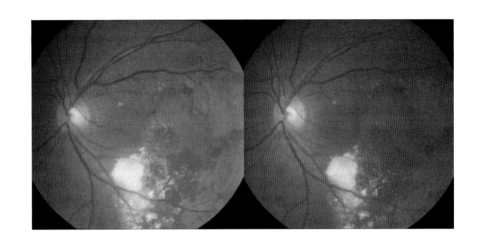

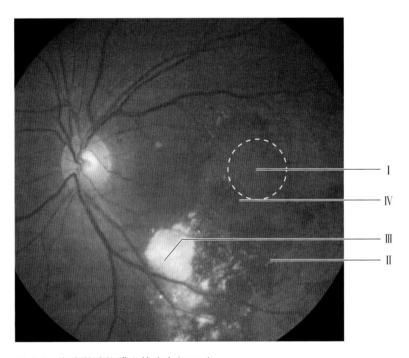

图 6-6　息肉状脉络膜血管病变（PCV）
Ⅰ 视网膜色素上皮下橘红色隆起
Ⅱ 视网膜深层出血
Ⅲ 视网膜深层渗出
Ⅳ 黄斑中心凹

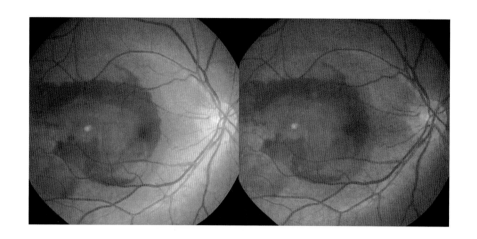

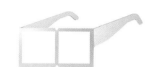

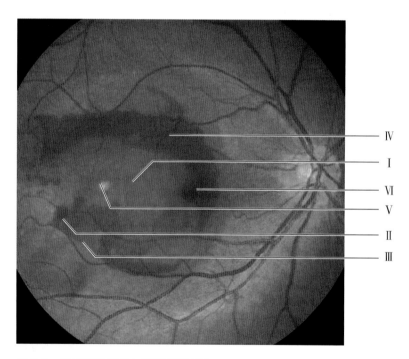

图 6-7　息肉状脉络膜血管病变（PCV）

Ⅰ 神经上皮层脱离,隆起最高点

Ⅱ 视网膜深层点状出血,色暗红

Ⅲ 视网膜下出血,颜色鲜红,境界清晰

Ⅳ 色素上皮下出血,呈黑色,境界清楚

Ⅴ 视网膜层间渗出

Ⅵ 黄斑中心凹

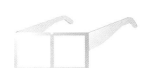

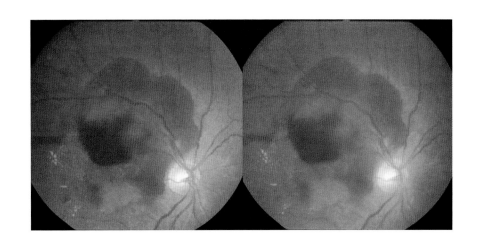

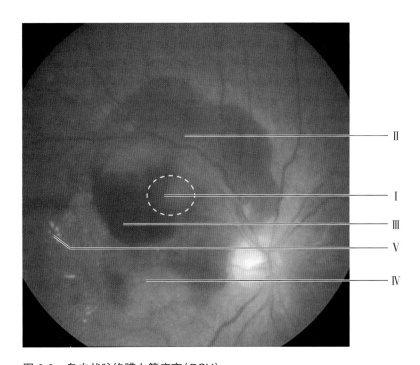

图 6-8　息肉状脉络膜血管病变（PCV）

Ⅰ 橘红色病灶

Ⅱ 视网膜下出血,颜色鲜红,境界清晰

Ⅲ 色素上皮下出血,呈黑色,境界清楚

Ⅳ 色素上皮下陈旧出血,呈青灰色

Ⅴ 视网膜层间硬性渗出

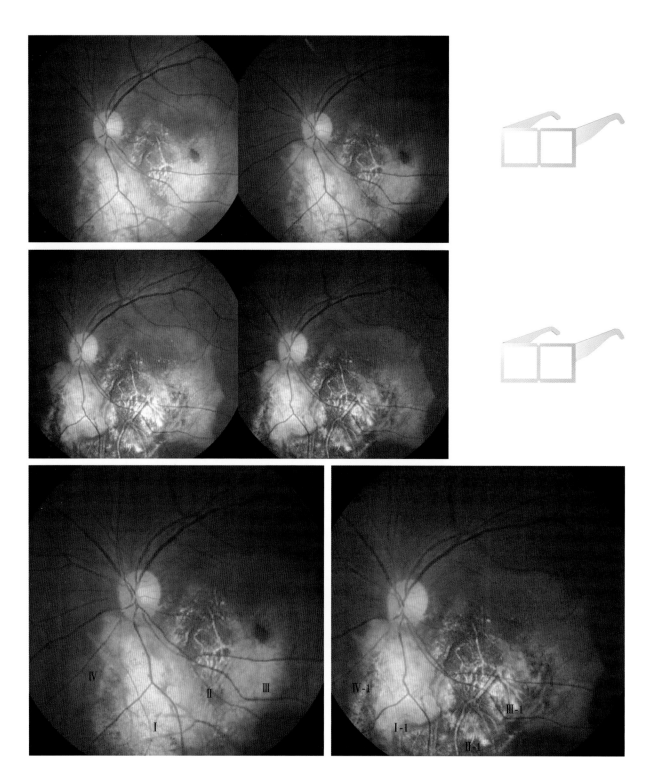

图 6-9　脉络膜骨瘤

Ⅰ 脉络膜骨瘤,隆起最高点,Ⅰ-1 脉络膜骨瘤,范围缩小,隆起下降

Ⅱ 萎缩脉络膜及视网膜,Ⅱ-1 萎缩范围加大,可见硬化的脉络膜血管

Ⅲ 脉络膜新生血管膜,Ⅲ-1 新生血管瘢痕化

Ⅳ 骨瘤伪足,Ⅳ-1 伪足略有延伸

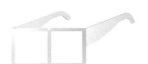

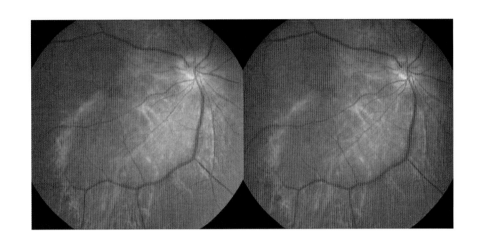

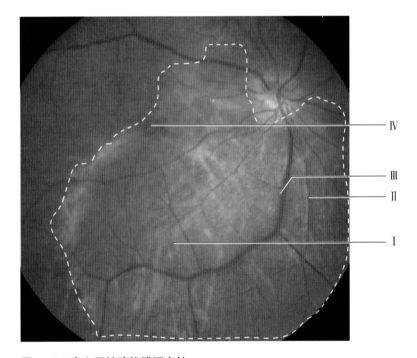

图 6-10 高血压性脉络膜梗塞灶

Ⅰ 划线区内凹陷,暴露脉络膜大血管

Ⅱ 动脉纤细,走行平直

Ⅲ 静脉增粗,A/V=1∶3~1∶4

Ⅳ 黄斑位于凹陷区边缘

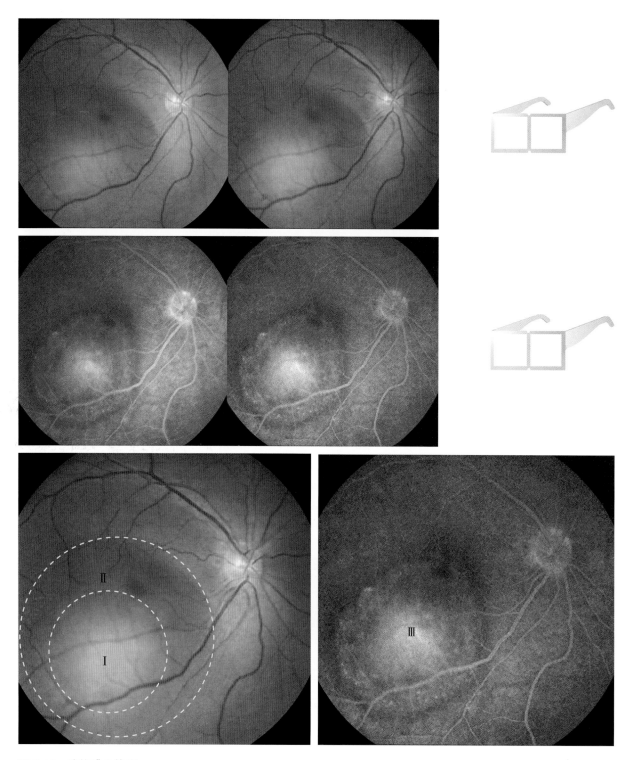

图 6-11　脉络膜血管瘤

Ⅰ 黄斑颞下方脉络膜血管瘤隆起

Ⅱ 渗出性视网膜脱离

Ⅲ 荧光素眼底血管造影瘤区荧光增强

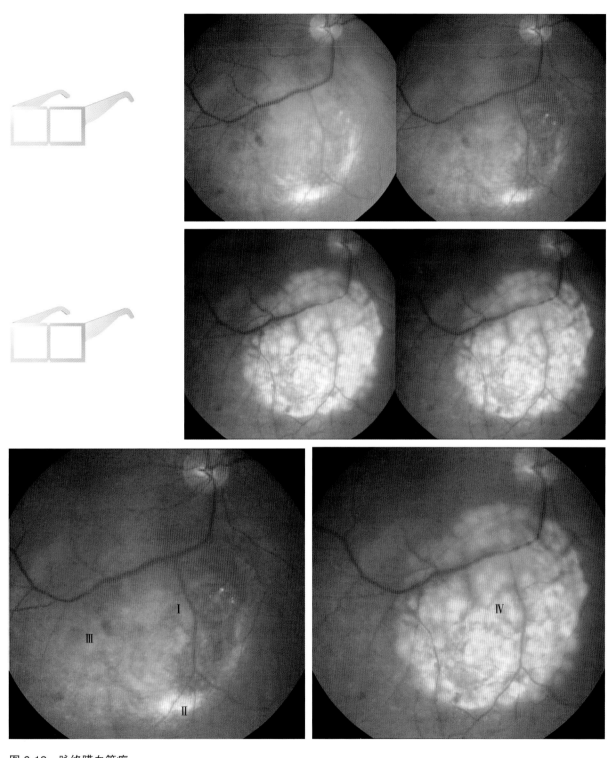

图 6-12　脉络膜血管瘤

Ⅰ 脉络膜下橘红色隆起

Ⅱ 血管瘤边缘渗出

Ⅲ 边缘色素斑驳状增生

Ⅳ 密集激光斑（Ⅳ 级激光反应）

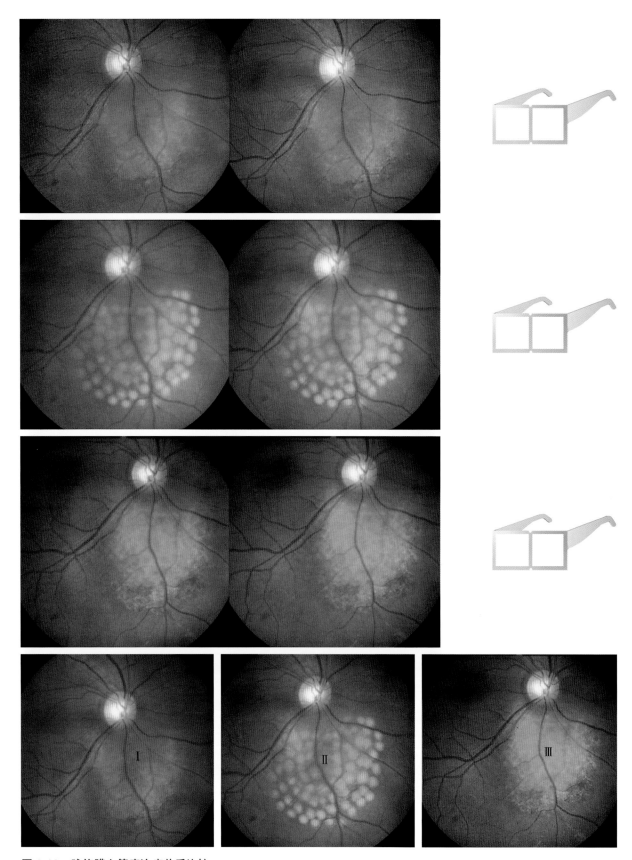

图 6-13 脉络膜血管瘤治疗前后比较

Ⅰ 视盘下方脉络膜血管瘤

Ⅱ 血管瘤激光治疗当日

Ⅲ 治疗后萎缩的血管瘤

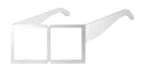

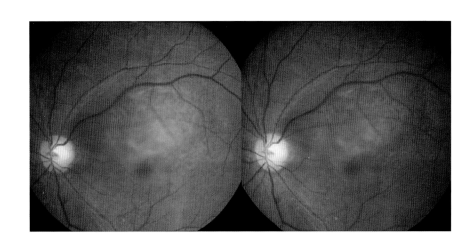

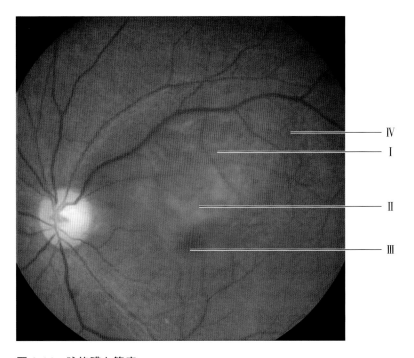

图 6-14 脉络膜血管瘤

Ⅰ 脉络膜血管瘤位于颞上方,累及黄斑

Ⅱ 视网膜下,血管瘤表层薄渗出膜

Ⅲ 黄斑水肿

Ⅳ 血管瘤边缘反应性色素增生

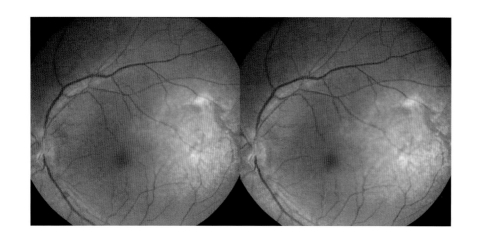

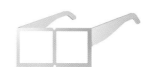

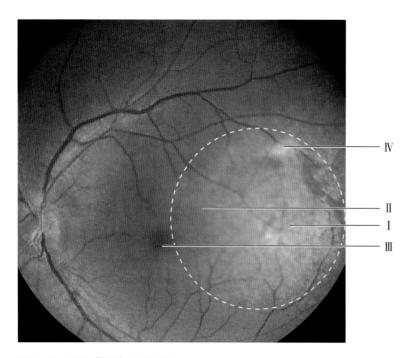

图 6-15　脉络膜血管瘤治疗后
Ⅰ 激光治疗区,色素增生
Ⅱ 未接受激光治疗区,橘红色
Ⅲ 黄斑区视网膜脱离
Ⅳ 瘢痕增生

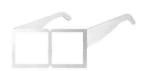

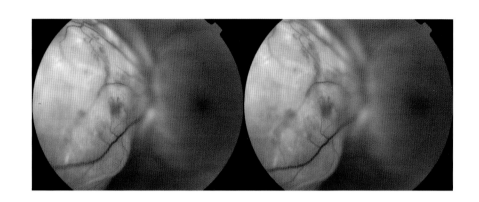

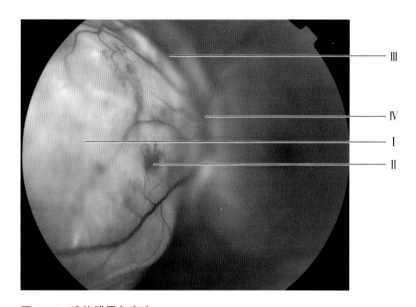

图 6-16　脉络膜黑色素瘤

Ⅰ 视盘鼻侧缘高度隆起的肿瘤

Ⅱ 透见浅层色素增生

Ⅲ 肿瘤周围视网膜脱离

Ⅳ 视盘

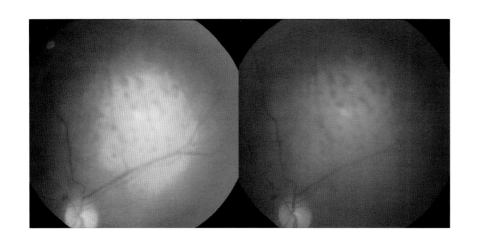

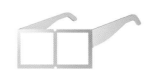

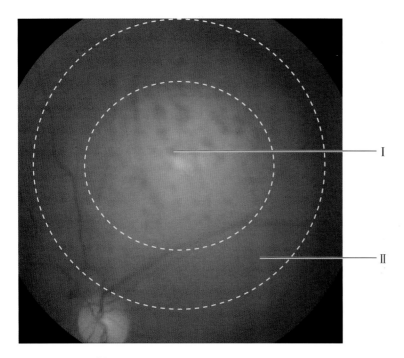

图 6-17　脉络膜转移癌

Ⅰ 视盘上方灰黄色隆起,其上色素斑驳样增生

Ⅱ 周围视网膜脱离

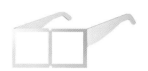

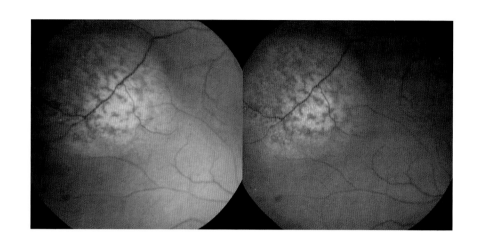

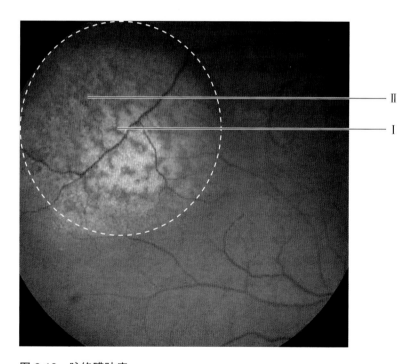

图 6-18　脉络膜肿瘤

Ⅰ 肿瘤位于视网膜颞侧,隆起,类圆形

Ⅱ 其上斑驳状色素增生

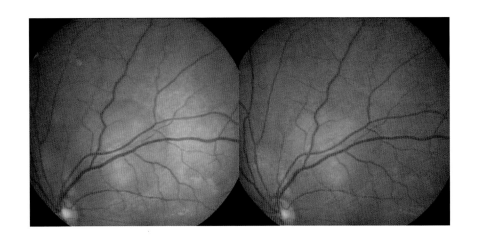

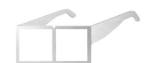

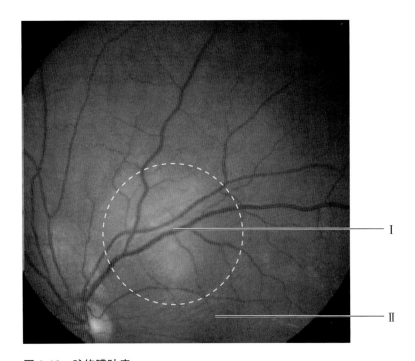

图 6-19　脉络膜肿瘤
Ⅰ 视网膜下隆起
Ⅱ 周边视网膜皱褶

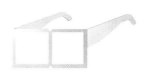

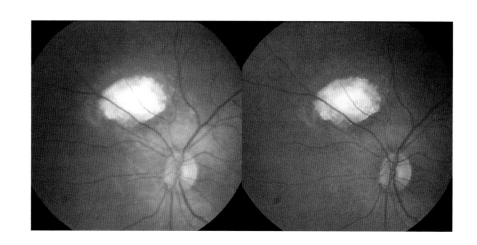

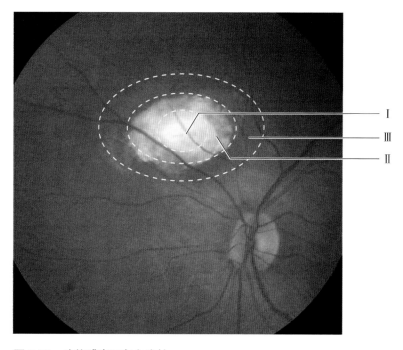

图 6-20　脉络膜表层灰白病灶

Ⅰ 视网膜下黄白色渗出

Ⅱ 视网膜下灰白色渗出

Ⅲ 色素上皮反应性增生环

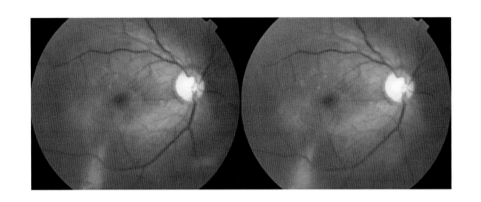

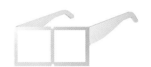

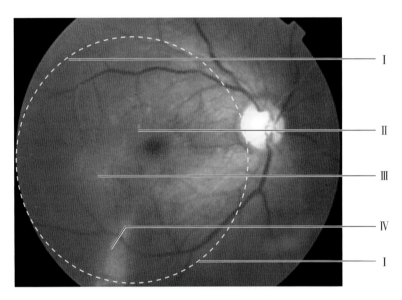

图 6-21 脉络膜炎

Ⅰ 后极部渗出性视网膜脱离区

Ⅱ 视网膜浅层点状渗出

Ⅲ 视网膜下渗出

Ⅳ 色素上皮层脱离

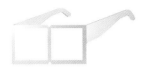

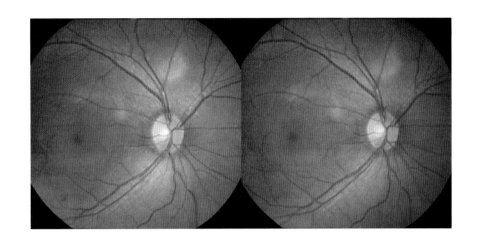

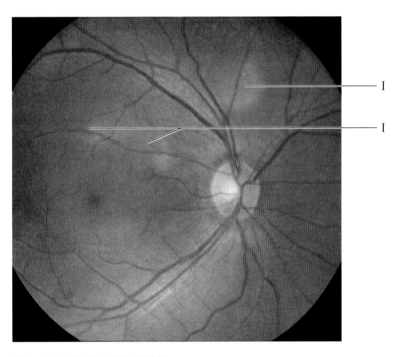

图 6-22 陈旧多灶性脉络膜炎

Ⅰ 多个斑状视网膜下色素增生

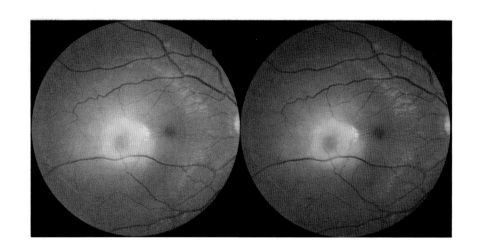

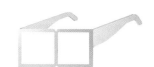

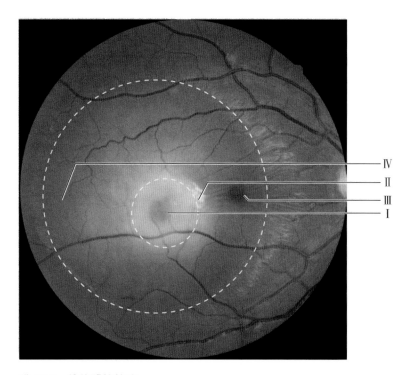

图 6-23　脉络膜结核瘤

Ⅰ 黄斑颞侧视网膜下隆起(结核瘤)

Ⅱ 视网膜深层渗出

Ⅲ 黄斑水肿,周围视网膜皱褶

Ⅳ 神经上皮层脱离

第七章

玻璃体视网膜手术后眼底改变

玻璃体视网膜手术主要涵盖巩膜外手术(外路手术)和经平坦部玻璃体切割术。前者主要是指通过在巩膜外加压固定垫压一硅胶或者海绵,使巩膜壁内陷,达到顶压、松解和封闭的效果。后者主要是通过平坦部行三切口入路,切除玻璃体、肿物,达到清除、松解、引流等治疗效果。

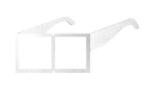

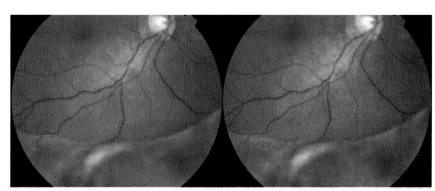

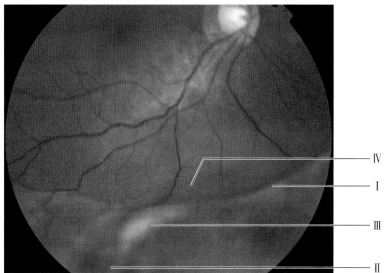

图 7-1　巩膜外加压术后

Ⅰ 巩膜加压嵴

Ⅱ 视网膜裂孔

Ⅲ 嵴上视网膜皱褶

Ⅳ 嵴下视网膜尚未完全贴附

247

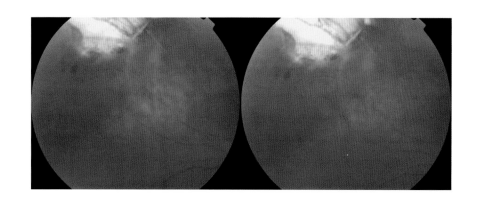

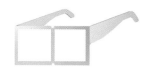

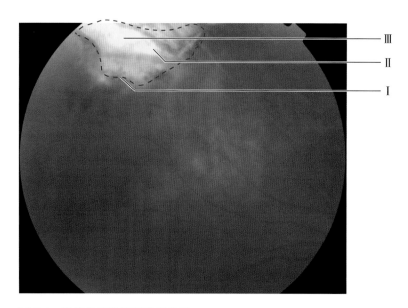

图 7-2　巩膜外硅胶海绵取出术后

Ⅰ 原加压嵴眼内对应位置

Ⅱ 暴露脉络膜血管

Ⅲ 巩膜

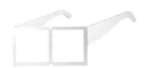

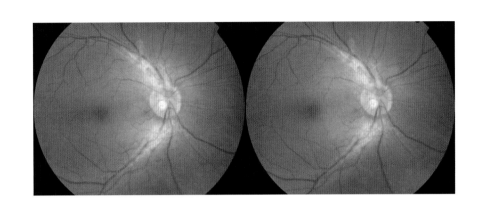

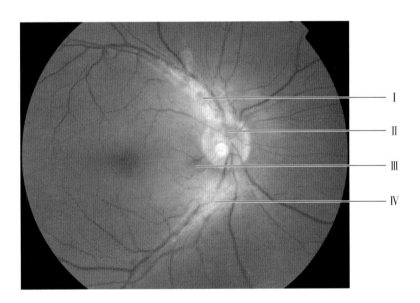

图 7-3　玻璃体切割术后视盘膜状物

Ⅰ 颞上方机化膜

Ⅱ 视盘机化膜

Ⅲ 扭曲血管

Ⅳ 颞下方血管上机化膜

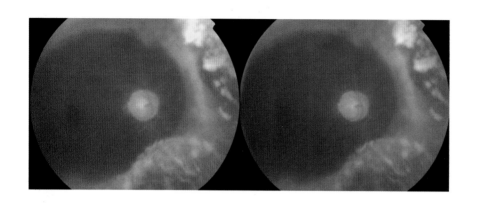

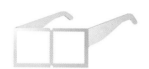

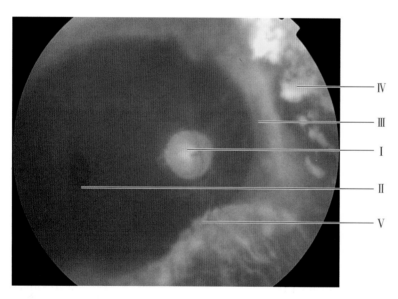

图 7-4　急性视网膜坏死玻璃体切割术后硅油眼

Ⅰ 视盘颜色浅

Ⅱ 黄斑变薄

Ⅲ 机化膜

Ⅳ 陈旧坏死灶

Ⅴ 颞下坏死灶边缘

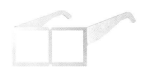

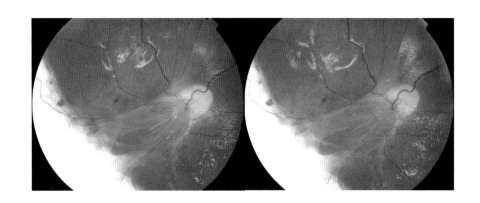

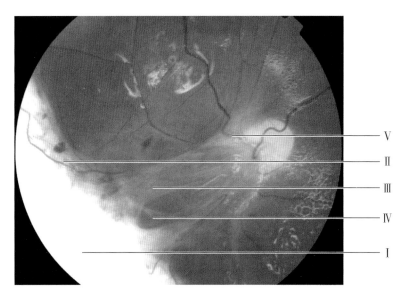

图 7-5　脉络膜黑色素瘤经平坦部玻璃体切割切除术后硅油眼

Ⅰ 切除脉络膜后暴露的巩膜

Ⅱ 脉络膜切除后的边缘

Ⅲ 病灶至视盘的机化膜

Ⅳ 视网膜下膜

Ⅴ 视盘血管被牵拉扭曲

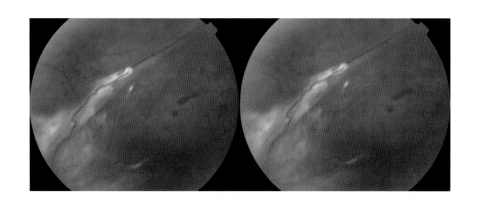

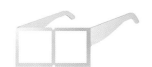

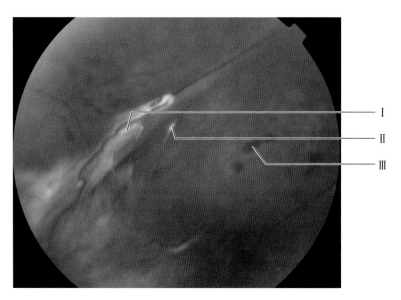

图 7-6　增生性玻璃体视网膜病变行玻璃体切割术后视网膜皱褶

Ⅰ 视网膜皱褶，包绕血管

Ⅱ 视网膜下膜

Ⅲ 视网膜下色素增生

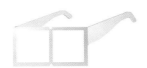

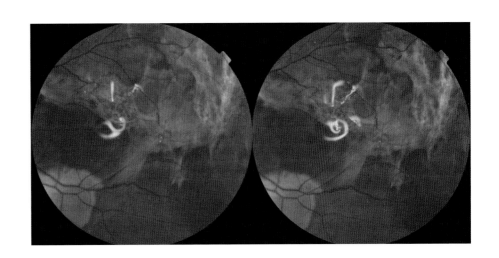

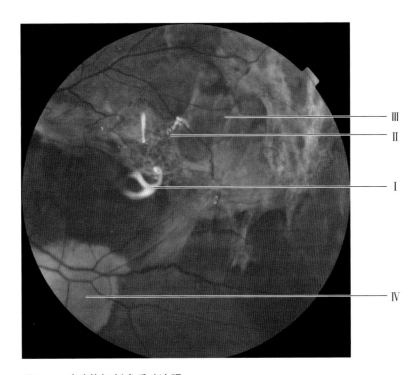

图 7-7　玻璃体切割术后硅油眼

Ⅰ 硅油反光,位于视网膜前

Ⅱ 视网膜下大片增殖膜及色素

Ⅲ 非增殖区视网膜凹陷

Ⅳ 视网膜下出血

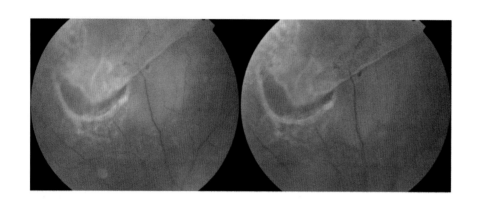

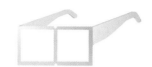

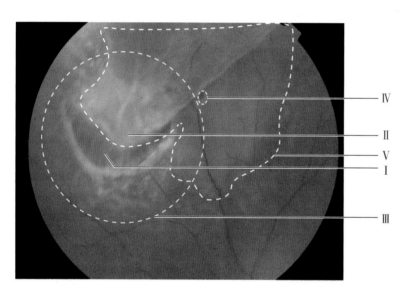

图 7-8　视网膜脱离巩膜外加压术后视网膜脱离

Ⅰ 马蹄形裂孔,下缘已经贴附在嵴上

Ⅱ 马蹄形裂孔前瓣

Ⅲ 红色线勾画出巩膜嵴的范围

Ⅳ 术前被掩盖的圆形裂孔因视网膜未完全复位而被发现

Ⅴ 尚未复位的局部视网膜脱离

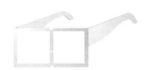

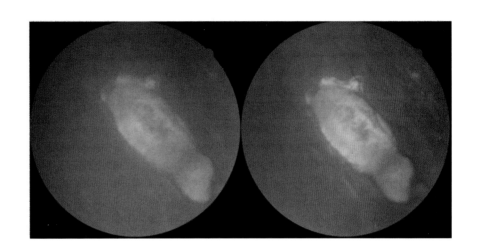

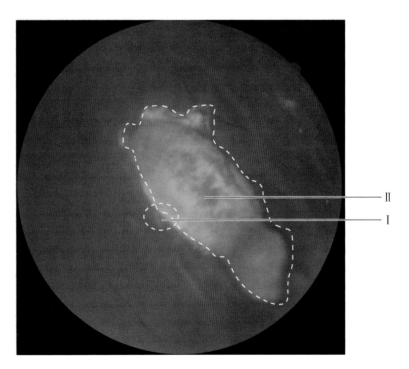

图 7-9　陈旧视网膜下出血

Ⅰ 脉络膜穿孔处,视网膜正常

Ⅱ 黄白色视网膜下积血

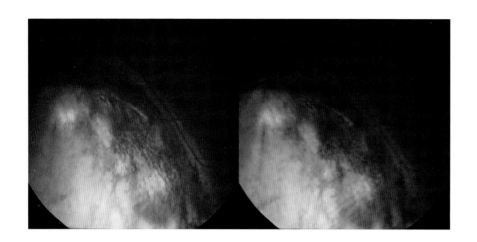

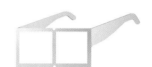

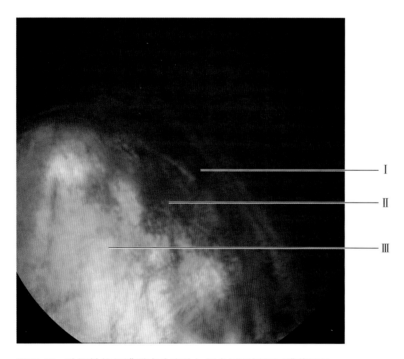

图 7-10　孔源性视网膜脱离冷冻外加压术后局部视网膜萎缩灶

Ⅰ 巩膜嵴后界

Ⅱ 巩膜嵴上少量色素

Ⅲ 巩膜暴露